医药卫生高等院校创新教材

供口腔医学技术、口腔修复工艺等专业使用

全口义齿工艺技术

（第 2 版）

主　　编　何　冰

副 主 编　辛金红

编　　者　（以姓氏汉语拼音为序）

冯梓峻　广州医科大学附属口腔医院

何　冰　广州卫生职业技术学院

王　爽　滨州职业学院

辛金红　广州卫生职业技术学院

赵志华　唐山职业技术学院

周倩文　长沙卫生职业学院

科学出版社

北　京

内 容 简 介

《全口义齿工艺技术》是医药卫生高等院校创新教材之一。本教材分为8章，以全口义齿工艺技术为主要内容，同时对全口义齿的基础理论和临床过程进行了介绍，也拓展了一些与全口义齿有关的新知识。本教材在每章末设计了自测题，在教学内容中附有必要的插图和相关的链接，使教材在教学中更具有针对性、系统性和实用性。

本教材适合口腔医学技术、口腔修复工艺等专业学生使用。

图书在版编目（CIP）数据

全口义齿工艺技术 / 何冰主编 . —2 版 . —北京：科学出版社，2022.12
医药卫生高等院校创新教材
ISBN 978-7-03-073777-9

Ⅰ. ①全…　Ⅱ. ①何…　Ⅲ. ①义齿学—医学院校—教材　Ⅳ. ① R783.6

中国版本图书馆 CIP 数据核字（2022）第 221153 号

责任编辑：丁海燕 / 责任校对：宁辉彩
责任印制：霍　兵 / 封面设计：涿州锦晖

科 学 出 版 社 出版
北京东黄城根北街16号
邮政编码：100717
http://www.sciencep.com

北京汇瑞嘉合文化发展有限公司 印刷
科学出版社发行　各地新华书店经销

*

2014年 4 月第　一　版　　开本：850×1168　1/16
2022年12月第　二　版　　印张：7
2023年12月第十次印刷　　字数：211 000

定价：44.80元
（如有印装质量问题，我社负责调换）

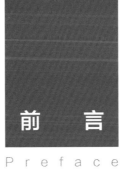

前 言
Preface

党的二十大报告指出："人民健康是民族昌盛和国家强盛的重要标志。把保障人民健康放在优先发展的战略位置，完善人民健康促进政策。"贯彻落实党的二十大决策部署，积极推动健康事业发展，离不开人才队伍建设。党的二十大报告指出："培养造就大批德才兼备的高素质人才，是国家和民族长远发展大计。"教材是教学内容的重要载体，是教学的重要依据、培养人才的重要保障。本次教材修订旨在贯彻党的二十大报告精神和党的教育方针，落实立德树人根本任务，坚持为党育人、为国育才。

本次教材的编写紧紧围绕学生工作岗位能力的需求，坚持先进性、科学性和适教性，对教材的内容结构及章节顺序进行调整，便于老师教和学生学。同时，教材突出互联网+职业教育的融合，开发配套的教材数字化资源，打破学习者受时间和空间限制的传统学习方式。

本教材首先着眼于明确学情，教学对象是中高职院校学生；其次明确职业岗位是口腔技师，教材设计应该体现岗位实际能力需求；再次才进行学习任务确定，学生以较好掌握全口义齿排牙技术操作为学习切入点和重点，适当向上下游延伸学习必要的临床知识，以丰富学生对全口义齿知识的整体理解。因此，本教材内容设计从全口义齿排牙技术和制作工艺流程入手，向上延伸到临床印模制取，向下延伸到临床义齿试戴、义齿修理和义齿材料选择，以项目和学习任务为导向，把基础理论融合到实训应用中，完成理实一体化的教学目标。

本教材编者均为来自教学一线的骨干教师，在此，感谢参与教材编写的所有工作人员。由于作者水平有限，教材中可能有疏漏和不足之处，恳请各位读者在使用过程中提出宝贵意见，以求再版时改进和完善。

主 编

2023 年 12 月

配 套 资 源

欢迎登录"中科云教育"平台，**免费**数字化课程等你来！

"中科云教育"平台数字化课程登录路径

电脑端

▶ 第一步：打开网址 http://www.coursegate.cn/short/1EPBF.action

▶ 第二步：注册、登录

▶ 第三步：点击上方导航栏"课程"，在右侧搜索栏搜索对应课程，开始学习

手机端

▶ 第一步：打开微信"扫一扫"，扫描下方二维码

中科云教育

▶ 第二步：注册、登录

▶ 第三步：用微信扫描上方二维码，进入课程，开始学习

PPT 课件，请在数字化课程中各章节里下载！

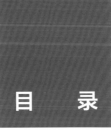

目　录

Contents

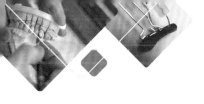

第1章
全口义齿概述

全口义齿是指为牙列缺失患者恢复口、颌、面形态和功能而制作的修复体。传统意义上的全口义齿由基托和人工牙组成，随着种植技术的普及和推广，全口义齿的构成也发生了变化，原来全口义齿固位的重要组成部分——基托现在不一定重要，固位方式也变成以机械固位形式为主。虽然科学技术的发展会带来口腔专业领域的不断变化，但是对于常规全口义齿的深入学习和实践，仍然是口腔专业学生最为重要的知识结构和能力培养内容，这也是编写本教材的意义所在。

制作全口义齿的目的是为不同的无牙颌患者精准制作形态与功能相适应的全口义齿，促进无牙颌患者的身心健康。全口义齿工艺技术就是把无牙颌患者口腔内模拟天然牙存在时的立体位置关系转移到𬌗架上，再进行全口义齿制作的理论、技术和方法。全口义齿虽然主要是由牙科技师来完成，但全口义齿工艺技术却是口腔医师，特别是口腔修复医师需要全面熟悉的知识。口腔专业学生应积极实践全口义齿的实训操作，并且在实践中反复琢磨排牙原理，将对融会贯通口腔修复理论和丰富实践经验产生积极而重要的作用。我国老一辈口腔修复专家欧阳官教授、孙廉教授等在理论与实践结合，口腔临床与修复工艺结合方面做出了表率。

🔗 **链接** 我国全口义齿学的经典著作

说到我国的全口义齿学专著，就不得不提及在20世纪专业书籍匮乏的年代诞生的两本经典著作。一本是我国著名口腔修复专家，中国人民解放军第四军医大学（现称空军军医大学）欧阳官教授在1955年编写的《全口义齿学》；另一本是我国著名口腔修复专家，北京医科大学孙廉教授在1984年编写的《全口义齿学》。

随着科学技术的进步，全口义齿的制作历经印模方法的改进、印模材料的改进、𬌗架的发明和改进、基托和义齿材料的改进等重要阶段，目前正在经历种植技术的应用、电子面弓与电子𬌗架的应用、全口义齿数字化设计的应用等新发展阶段，其基础理论、制作方法与操作步骤也在不断完善。但是不管科学技术如何进步，全口义齿在从临床到工艺、再从工艺到临床的全过程中，颌位关系转移、全口义齿排牙基本原理、个性化设计要求、咀嚼功能评价和审美评价这些内容都是需要学生深入学习思考的内容。

牙列缺失指整个牙列所有天然牙（包括牙根）全部缺失。牙列缺失患者的颌骨称为无牙颌。牙列缺失可以是单颌（上颌或下颌），也可以是全口（上颌和下颌）；多见于老年人，是临床上常见的口腔修复病例。根据2017年第四次全国口腔健康流行病学调查结果，65～74岁年龄组无牙颌率为4.5%；第三次全国口腔健康流行病学调查报告（2005—2007年），在65～74岁年龄组平均存留牙数为20.74颗，无牙颌率为6.8%，均较1998年第二次调查报告的10.51%有较大地降低。但是，随着我国社会老龄化加快，无牙颌患者的绝对值仍然较大。临床上，牙列缺失的常见病因是以龋病和牙周病为主，老年人口腔生理性的退行性改变，口颌面炎症、创伤、肿瘤，不良修复体和发育问题等也可能导致牙列缺失。牙列缺失通常容易引起患者面容苍老改变，出现咀嚼功能下降、发音不清和一些心理问题。牙列缺失的修复方式包括常规的黏膜支持式全口义齿、种植体支持的覆盖全口义齿（或称全颌覆盖式种植义齿）和固定全口义齿（或称全颌固定式种植义齿）。即使存在区域经济发展水平和口腔诊疗水平的差异，常规的黏膜支持式全口义齿还是目前最主要和最基础的无牙颌修复方式。因此，常规的黏膜支持式全口义齿工艺技术是本书的学习重点。临床上为了区别于其他支持固位形式的全口义齿，将黏膜支持式全口义齿简称为传统全口义齿。

常规的黏膜支持式全口义齿由人工牙和基托组成，称为总义齿（图1-1）。用以修复单颌牙列缺失的义齿，称为单颌全口义齿（上半口义齿或下半口义齿）。由完成治疗后的天然牙根支持的全口义齿称为覆盖全口义齿。由种植体支持的全口义齿分为全颌覆盖式种植义齿和全颌固定式种植义齿（图1-2）。

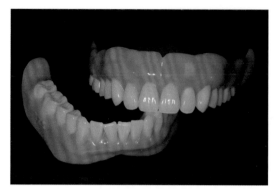

图1-1 黏膜支持式全口义齿

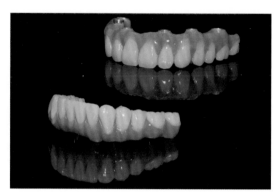

图1-2 全颌固定式种植义齿

全口义齿根据使用的基托材料分为树脂基托义齿和金属基托义齿。临床上也可以根据义齿使用目的划分为：终义齿（患者拔牙后，在牙槽嵴吸收趋于稳定后制作的适合长期使用的义齿）、暂时义齿（患者拔牙后，为维护容貌、咀嚼功能和咬合关系，在戴入终义齿前制作的短期使用义齿，此时的牙槽嵴尚处于快速吸收阶段，未趋于稳定）和即刻义齿（为满足患者对美观和咀嚼功能的需要，在拔牙前进行取模并设计制作，在拔牙后可立即戴入口腔的义齿）。随着数字化技术的发展，一种应用复合树脂材料，通过数字化设计和3D打印技术制作，用于获取无牙颌终印模的诊断性义齿，也已经在临床应用。

全口义齿的制作是一个从临床到工艺，再到临床的过程，全部工作可以通过流程图的形式进行展示和了解（图1-3、图1-4）。经过临床医生、技师和研究人员不懈地探索与努力，数字化全口义齿已经进入临床并在不断改进中逐步推广使用。数字化技术虽然一定程度上改变了义齿制作工艺，提高了工作效率，但是全口义齿设计和制作的基本原理仍然沿用至今。

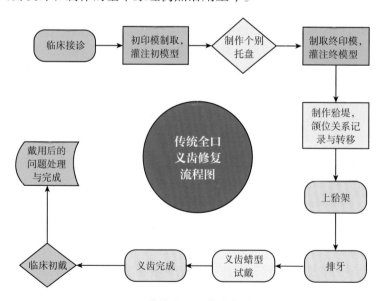

图1-3 传统全口义齿修复流程图

绿色：临床端；黄色：工艺端；蓝色：工艺端和（或）临床端

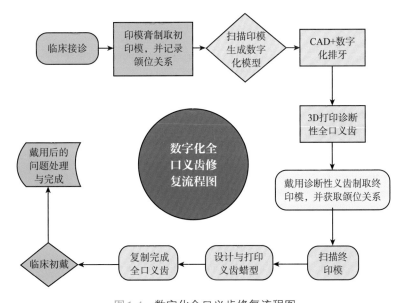

图1-4 数字化全口义齿修复流程图

绿色：临床端；黄色：工艺端；蓝色：工艺端和（或）临床端

链接 全口义齿的制作历史

考古学家在世界各地发掘的资料证实口腔修复技术的历史比较久远，但全口义齿的出现相对比较晚。1799年美国牙医为华盛顿总统所做的全口义齿，是将河马牙雕刻并镶嵌在桦木制的基托上，并在上下颌义齿后部两侧基托间安装了弹簧来获得固位。18世纪，早期瓷牙研制成功，人工牙更美观、逼真，义齿制作更简便、精准。我国发现最早的全口义齿，是现存于江苏省常州市博物馆清代同治年间（1862—1874年）的制品，其基托材料为硫化橡胶，人工牙为瓷牙。

全口义齿包括了其他口腔修复体，不能仅认为是一副假牙，更不只是一个机械物件或者艺术品，而应该看作一个恢复患者缺损部位形态和功能的治疗装置，同时是满足患者生理、心理需求，并融会社会学内容的人造器官。这个人造器官所涉及的对物理、化学、生物、材料、设备，口腔临床、口腔技术、数字化技术等领域的知识结构，及从事这个职业的牙科技师提出了更全面的要求。

医者仁心 永远的学者风范——欧阳官

中国著名的口腔医学家、口腔教育学家，中国口腔矫形修复学创始人之一，欧阳官（1911—1996）教授1939年毕业于华西协合大学（现称四川大学华西医学中心），获牙医学博士学位并留校。1956年，他率领口腔医疗队在志愿军总部医院开展口腔诊疗工作，20世纪50年代末欧阳官教授在国内首次研制成功"成品总义齿"。在他从医执教的50多年里，围绕"成品总义齿的研究"，从"总义齿的颌位研究""总义齿的咀嚼功能研究""义齿应力分布研究"等方面对口腔修复学做出了极大贡献，也为我国口腔医学事业的发展做出了重要贡献。

自 测 题

1.全口义齿适用的患者是（ ）

A.牙体缺损　　　B.牙体缺失　　　C.牙列缺损　　　D.牙列缺失

E.以上都不是

2. 以下哪项不属于全口义齿工艺技术关注的范畴（　　）

　　A. 颌位关系转移

　　B. 全口义齿排牙基本原理

　　C. 个性化设计要求

　　D. 口腔溃疡治疗

　　E. 咀嚼功能评价和审美评价

3. 全口义齿作为一个治疗装置，可以解决患者以下需求，除外（　　）

　　A. 恢复患者缺损部位形态

　　B. 咀嚼功能

　　C. 发音

　　D. 牙齿疾病

　　E. 心理需求

4. 牙列缺失的病因不包括（　　）

　　A. 龋病　　　　　　　　　B. 牙周病

　　C. 正畸治疗　　　　　　　D. 老年退行性病变

　　E. 创伤

5. 牙列缺失可对患者造成的影响，以下除外（　　）

　　A. 面容苍老　　　　　　　B. 咀嚼功能降低

　　C. 发音不清　　　　　　　D. 口腔肿瘤

　　E. 心理自卑

（何　冰）

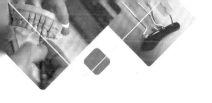

第2章
无牙颌教学模型上的排牙

第1节 认识无牙颌教学模型

牙列缺失患者的上、下颌称为无牙颌。通过无牙颌图片（图2-1）可以看出，因为缺乏天然牙的支撑，下颌相对于上颌的准确位置已经变得不稳定，通过医生与技师协同制作的全口义齿，可以恢复上下颌的咬合关系，确定下颌相对于上颌的合适位置，解决患者恢复咀嚼功能和颌面美观的诉求。

要完成全口义齿的修复，获取准确的无牙颌印模非常重要，而辨识无牙颌的解剖标志就是做好印模的前提条件。教学中使用的是模拟临床无牙颌情况的无牙颌教学模型（图2-2），其特点是牙槽嵴丰满，解剖标志比较典型和明确。真实的无牙颌患者口腔内情况多样而且复杂（图2-3），牙槽嵴可能丰满，也可能因为吸收较多而更低平，部分解剖标志可能不典型、不明确，需要口腔技师和临床医生根据专业知识和实际情况灵活处理。

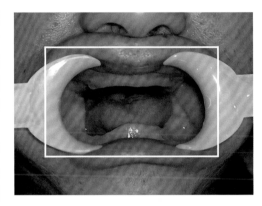

图2-1 无牙颌

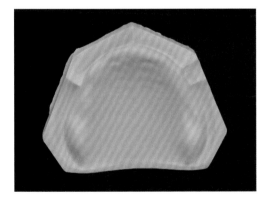

图2-2 无牙颌教学模型上颌

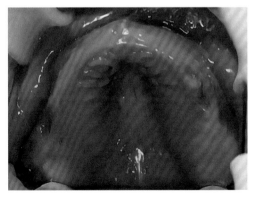

图2-3 临床无牙颌上颌

一、无牙颌教学模型上颌的解剖标志

1. 上颌牙槽嵴 呈弓形，由上牙列缺失后牙槽突逐渐吸收改建形成。其上覆盖咀嚼黏膜，是承受咀嚼压力的主要区域。牙槽嵴承受力与牙槽嵴的丰满度以及黏膜的弹性、厚度和可移动性等相关。

2. 上颌唇系带 位于上颌牙槽嵴唇侧中线上一条扇形或线形的黏膜皱襞，是口轮匝肌在上颌骨上的附着处（图2-4）。系带随着唇的功能活动而有较大的活动范围，义齿基托边缘在此处形成的"V"形切迹（图2-5），既能保证系带的活动空间，也利于义齿的固位。因此，取无牙颌印模时，上唇需要进行肌能修整（一种能够模拟口周肌肉功能运动的印模手法），以反映上颌唇系带的活动范围。

3. 上颌颊系带　在无牙颌相当于上颌前磨牙牙根处，呈扇形附着在牙槽嵴颊侧黏膜皱襞上，是提口角肌的附着处，数目不定（图2-4）。义齿基托边缘在此处应作切迹（图2-5），以适应系带的活动，有利于义齿固位。口腔前庭部分以颊系带为界，唇、颊系带之间的区域为前弓区，颊系带以后为后弓区，下颌亦然。

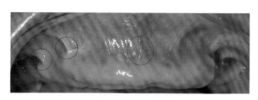
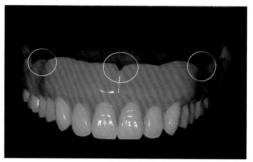

图2-4　上颌系带
正中为唇系带，两侧为颊系带

图2-5　义齿基托边缘系带切迹

4. 上颌结节　是上颌牙槽嵴两侧远端的球状骨突，表面有黏膜覆盖。颊侧多有明显的倒凹区，与颊黏膜之间形成颊间隙。上颌全口义齿基托的颊侧翼缘应充分伸展充满此间隙，以利于义齿的固位和稳定。

5. 翼上颌切迹　位于上颌结节之后，是蝶骨翼突与上颌结节后缘之间的骨间隙，表面覆盖黏膜，形成软组织凹陷，是上颌全口义齿两侧的后界。

6. 切牙乳突　位于腭中缝的前端、上颌中切牙的腭侧，为一梨形或卵圆形的软组织突起。其下为切牙孔，有鼻腭神经和血管通过。为避免义齿基托压迫切牙乳突产生疼痛，覆盖该区的基托组织面应做适当缓冲。在全口义齿排牙中，切牙乳突具有定位参照作用（图2-6）。

7. 腭皱　位于上腭前部腭中缝的两侧，为不规则的波浪形软组织横嵴，有辅助发音的功能和防止食团打滑的作用（图2-7）。

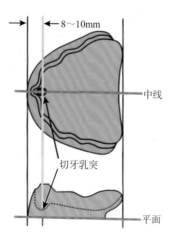
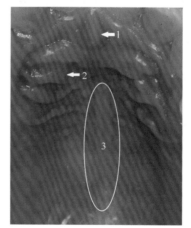

图2-6　切牙乳突定位参照作用

图2-7　上腭解剖标志
1. 切牙乳突；2. 腭皱；3. 上颌硬区

8. 上颌硬区　位于腭穹隆中部的前份，骨组织呈嵴状隆起，又称上颌突或腭隆凸，不同个体的嵴状隆起高度和纵向伸展范围有差异（图2-7）。隆起区域表面覆盖黏膜较薄，为避免受压产生疼痛，覆盖该区的基托组织面需要适当缓冲，防止义齿以此为支点左右翘动（图2-8）；需要特别注意地是，缓冲区的位置以及延展范围有个体差异，应该根据患者口腔内的实际情况确定。隆起区域伸展范围较大时，由于缓冲导致义齿在该区域的基托厚度不足也容易引起基托折裂。

9. 腭凹 是口内腭部黏液腺导管的开口，位于软硬腭连接处的稍后方，是腭中缝两侧并列的两个凹陷。腭凹在全口义齿制作时具有定位参考作用，上颌全口义齿的后缘一般定位在腭凹后2mm、两侧翼上颌切迹的连线处。

10. 颤动线 位于软硬腭的交界部位，发"啊"音时此区会出现轻微地颤动，又称"啊"线。颤动线可分为前颤动线和后颤动线。前颤动线在软硬腭交界区，约在两侧翼上颌切迹与腭凹的弧形连线上；后颤动线在软腭腱膜和软腭肌的交界区。前后颤动线之间的区域是上颌全口义齿后缘的封闭区，称为后堤区（图2-9）。义齿基托组织面在此区域可见轻微隆起，宽2～12mm，平均8.2mm。后堤区因腭部的形状不同分为以下三种类型。

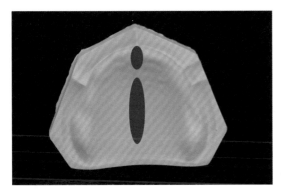

图 2-8 上腭缓冲区

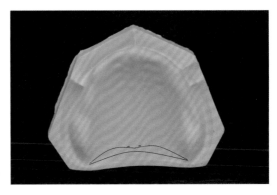

图 2-9 后堤区范围

（1）平坦形 硬腭平坦，向后延伸进入软腭后稍下垂，软硬腭近似水平连接，后堤区较宽，义齿基托可向后伸展，对固位最为有利（图2-10）。

（2）高拱形 硬腭高拱，软腭向下弯曲明显，软硬腭近似垂直连接，后堤区较窄，不利于固位（图2-10）。

（3）中间形 硬腭形状介于上述两者之间，软硬腭成弧线连接，后堤区宽窄适度，义齿基托可适当向后伸展，对固位也有利。

11. 腭穹隆 呈拱形，由硬腭和软腭组成。硬腭前1/3处覆盖高度角化复层扁平上皮，其下有致密的黏膜下层附着，可以承受咀嚼压力。硬腭后2/3含有较多脂肪和腺体，腭中缝区为上颌突。腭穹隆的形态可分为高拱形、中等形和平坦形三种。

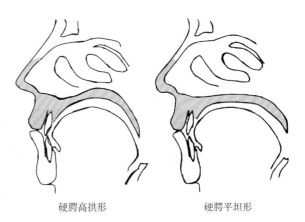

硬腭高拱形　　　　硬腭平坦形

图 2-10 硬腭类型

二、无牙颌教学模型下颌的解剖标志

1. 下颌牙槽嵴 呈弓形，结构和功能与上颌相似（图2-11，图2-12）。由于下颌支持咀嚼压力的面积较上颌小，修复后的义齿单位面积所承受的𬌗力较上颌大，故下颌牙槽骨易发生严重吸收而呈现刃状或低平状，造成下颌全口义齿固位和稳定性不如上颌全口义齿，且容易出现局部压痛。

2. 下颌唇系带 为位于下颌牙槽嵴唇侧中线上的黏膜皱襞。义齿基托边缘应在此处形成切迹。

3. 下颌颊系带 在无牙颌相当于下颌前磨牙牙根部的颊侧黏膜皱襞。义齿基托边缘应在此处形成切迹。

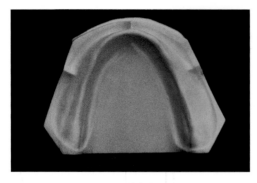

图 2-11 无牙颌教学模型下颌

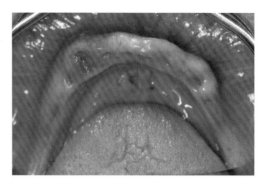

图 2-12 临床无牙颌下颌

4. 颊侧翼缘区 位于下颌后弓区，在颊系带与咬肌下段前缘之间（图 2-13）。当下颌后部牙槽嵴吸收平坦时，该区又称颊棚区，外侧是下颌骨外缘，内侧是牙槽嵴的颊侧斜坡，前缘是颊系带，后缘是磨牙后垫。此区面积较大，骨质致密，义齿基托在此区可有较大的伸展，有利于义齿固位和承受𬌗力。

5. 远中颊角区 位于咬肌下段前缘的颊侧翼缘区后方（图 2-13）。因受咬肌前缘活动的影响，义齿基托边缘不能伸展过多，否则会因咬肌活动引起义齿脱位和压痛。

6. 磨牙后垫 位于下颌第三磨牙远中牙槽嵴远端的黏膜软垫，呈梨形、圆形或卵圆形，覆盖在磨牙后三角上，是下颌全口义齿的后界封闭区（图 2-13）。下颌全口义齿后缘应止于磨牙后垫的前 1/2 或全部（临床上覆盖范围以不刺激患者舌根部，患者感到舒适为原则）。

磨牙后垫位置稳定，较少有吸收现象，可作为排列后牙的定位标志。

（1）垂直向 下颌第二磨牙的𬌗面与磨牙后垫的 1/2 等高。

（2）前后向 下颌第二磨牙的远中面位于磨牙后垫的前缘。

（3）颊舌向 磨牙后垫颊面、舌面向前与下颌尖牙的近中接触点形成一个三角形，通常排列好的下颌后牙舌尖在此三角形内（图 2-14）。

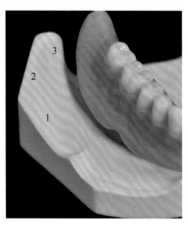

图 2-13 下颌无牙颌后部解剖结构
与下颌全口义齿外形
1. 颊侧翼缘区；2. 远中颊角区；3. 磨牙后垫

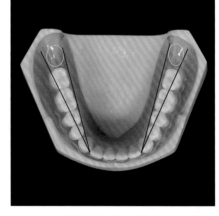

图 2-14 磨牙后垫作为排列人工牙的
标志

7. 舌系带 位于口底的中线处，是连接口底和舌腹的黏膜皱襞，动度较大。义齿舌侧基托边缘应在此处形成切迹，以免影响和限制舌活动、压伤舌系带或造成义齿脱位。印模时需要嘱咐患者进行伸舌及左右摆动等主动性肌能修整。

8. 下颌突 是下颌前磨牙区舌侧的骨突。下颌突个体差异显著，可见于单侧或双侧，形状和大小不一，表面覆盖黏膜较薄，与之相应的基托组织面应注意适当缓冲。过分突出的下颌突若形成影响义齿就位的倒凹区，可以施行手术合理铲除后，再行全口义齿修复。

9. 下颌舌骨嵴 是位于下颌后部舌侧的嵴状隆起，从第三磨牙区斜向前磨牙区，由宽变窄。其表面覆盖的黏膜较薄，其下方有不同程度的倒凹区。覆盖此区的基托组织面应根据情况进行适当缓冲。

10. 舌侧翼缘区 是与下颌全口义齿舌侧基托接触的部位。该区后部是下颌全口义齿固位的重要部位，临床上通过该区域基托伸展来获得更大面积的义齿固位。因此，此处印模应有足够的伸展。需要注意的是该区域通常略有倒凹区，但基托仍然应该充分伸展，临床上可以通过适当调整就位方向戴入义齿，充分利用好倒凹区来增强下颌义齿的固位。

第2节 无牙颌与全口义齿

一、无牙颌的分区

全口义齿戴入口腔内行使咀嚼功能时，无牙颌将承受由全口义齿功能运动过程中传导的咬合压力，形成促进组织健康的生理性刺激。临床上根据全口义齿咬合受力时，无牙颌不同区域承受力量和发挥作用的差异，将无牙颌分为应力主承托区、应力副承托区、边缘封闭区和缓冲区四个部分（图2-15）。

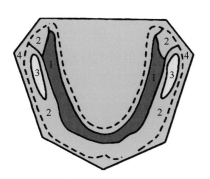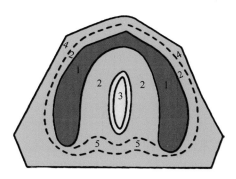

图2-15 上下无牙颌功能分区
1.应力主承托区；2.应力副承托区；3.缓冲区；4.边缘封闭区；5.后堤区

（一）应力主承托区

应力主承托区是指以承受垂直向和接近垂直向咬合力为主的无牙颌区域，该区域是承受𬌗力的主要部位，包括后牙区牙槽嵴顶、腭穹隆、颊棚区等。牙槽嵴宽而高者有利于全口义齿的𬌗力传导和有效分散。义齿基托应与应力主承托区黏膜紧密贴合。

（二）应力副承托区

应力副承托区是指与垂直向咬合力成一定角度的无牙颌承力区域，包括上下颌前牙区牙槽嵴顶及上下颌牙槽嵴顶的唇侧、颊侧和舌侧（不包括硬区）。应力副承托区与应力主承托区之间并无明显分界，应力副承托区支持力较差，不能承受较大的𬌗力，只能协助应力主承托区承担部分𬌗力。义齿基托与应力副承托区黏膜也应紧密贴合。

（三）边缘封闭区

边缘封闭区是指与全口义齿边缘接触的软组织部分，如黏膜皱襞、系带附丽部、上颌后堤区和下颌磨牙后垫。这些部分的软组织活动度大，不但要求义齿基托边缘要与黏膜紧密贴合，还要根据不同边缘位置做好封闭设计。唇侧、颊侧及舌侧基托边缘应制成具有一定厚度的圆钝形，与移行黏膜吻合，同时又不妨碍肌肉运动封闭基托边缘，从而使基托和黏膜间保持负压状态，增强义齿固位。上颌全口义齿基托后缘组织面通常会设计轻微突起的后堤，挤压软硬腭交界区软组织，有利于获得义齿后缘的封闭效果。

（四）缓冲区

缓冲区主要指无牙颌的骨性隆突部位和切牙乳突部位。骨性隆突部位包括上颌突、颧突、上颌结节的颊侧、下颌突、下颌舌骨嵴以及牙槽嵴上的骨尖、骨棱等部位，这些部位表面覆盖黏膜很薄，缺乏可让性，受力容易产生压痛；切牙乳突内有神经和血管，不能承受咀嚼压力。全口义齿设计时，应在工作模型上将上述部位进行缓冲设计，保证义齿戴入后，基托组织面不会压迫这些区域而产生疼痛，或形成支点影响义齿稳定。

二、全口义齿的结构特点

（一）义齿基托

基托是人工牙之外的义齿主要部分，具有恢复牙槽嵴形态、承载人工牙、传导和分散𬌗力、保证义齿固位等作用。义齿基托面积越大，吸附力和大气压力越大，固位作用越强。所以，在不影响周围软组织正常功能活动的情况下，基托边缘应尽量伸展。但若基托过度伸展，也会因影响周围软组织的活动而导致义齿脱位，或基托边缘压迫软组织产生溃疡疼痛。常用基托材质有树脂类和金属类。

全口义齿基托设计主要注意三个方面的要求：①基托伸展的边缘位置要求。②不同材料、不同部位的基托厚度要求。③不同位置的基托形状要求。

1. 基托伸展范围　在不妨碍周围组织正常活动的情况下，基托边缘应尽量伸展（图2-16）。上下颌基托唇、颊侧边缘应伸展到唇、颊沟。上颌基托后缘应止于软硬腭交界区的软腭上（腭凹后2mm，两侧翼上颌切迹的连线处），两侧包绕上颌结节伸展到翼上颌切迹。下颌舌侧边缘应伸展到口底；基托后缘应止于磨牙后垫的前1/2或全部（临床上覆盖范围以不刺激患者舌根部，舒适为原则）。唇、颊、舌系带处基托边缘均应形成切迹。

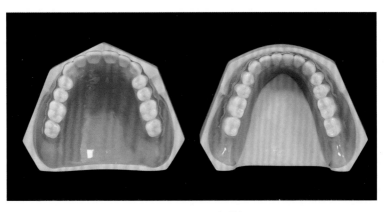

图2-16　全口义齿基托

2. 基托厚度　为了保证义齿强度，金属基托厚度一般为0.5mm，树脂基托厚度一般为2.0mm；向唇、颊、舌伸展的义齿基托边缘应圆钝，与移行黏膜皱襞保持紧密接触，一般应有2～3mm厚度，以获得良好的封闭作用，对抗义齿的脱位。

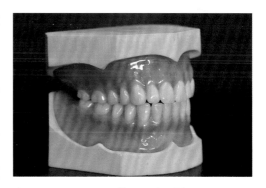

3. 基托形状　上下颌义齿唇、颊、舌面龈缘到基托边缘之间应形成凹斜面。上颌颊侧的基托表面呈向上向外的凹面，腭侧是向上向内的凹面；下颌义齿颊侧基托表面应呈向下向外的凹面，舌侧为向下向内的凹面（图2-17）。

图2-17　基托形成凹斜面

 链接　我国义齿基托材料的改进过程

20世纪50年代初，我国完成了义齿基托材料由硬化橡胶向丙烯酸树脂的过渡。20世纪80年代末，出现带红色细毛线纤维的仿生基托材料，我国于20世纪90年代开始应用。树脂材料的固化方式也由单一热固化发展到注塑热压或激光固化等。

（二）人工牙

人工牙（artificial tooth）是全口义齿恢复功能和美观的重要组成部分。全口义齿制作时，通过排列人工牙应达到以下目的：恢复患者有个体特征的、尽可能自然的外观；促进口腔组织健康；达到咀嚼和发音的功能要求。

1. 人工牙的种类

（1）按材质分类　可分为树脂牙、瓷质牙和金属牙。

1）树脂牙：多以甲基丙烯酸甲酯为主要原料聚合而成，是目前临床上应用最为广泛的一种人工牙。其优点是质轻、韧性好，形态色泽接近天然牙。树脂牙与大部分树脂基托为同种材料，两者可形成牢固的化学结合。早期树脂人工牙耐磨性较差，易着色。近年来随着树脂填料技术的应用，树脂人工牙的表面光洁度和耐磨性能得到极大地改善。

2）瓷质牙：其颜色美观，表面光洁度高，不易着色，耐磨性能好。缺点是质地脆、易崩损，不易打磨，与树脂基托连接依靠机械式结合。因此，瓷质前牙舌面有固位钉，瓷质后牙底面和邻面有固位孔，给排牙增加了一定困难。目前临床应用不多。有研究显示，无证据证明瓷质牙较树脂牙具有更好的咀嚼效率。

3）金属牙：为具有金属𬌗面的人工牙，多为铸造金属𬌗面，主要应用在一些有特殊需要的可摘局部义齿。

（2）按𬌗面形态分类　以人工牙后牙牙尖斜度可分为解剖式牙和非解剖式牙（图2-18）。

1）解剖式牙：𬌗面形态与天然牙相似，有明显的牙尖斜面，牙尖斜度约为30°。也有模拟老年人的𬌗面磨耗，牙尖斜度约为20°。

2）非解剖式牙：比较典型的有以下三种。①无尖牙（牙尖斜度为0°），无高出𬌗面的牙尖，𬌗面仅有沟窝、排溢沟等，上、下后牙𬌗面为平面接触。②舌向集中𬌗。③线性𬌗。

舌向集中𬌗：特点是上颌后牙舌尖大，颊尖小。下颌后牙中央窝宽阔，上颌舌尖与下颌𬌗面接触滑动自如，易于实现平衡𬌗。其是一种在保持非解剖式牙自由运动的同时，又保持解

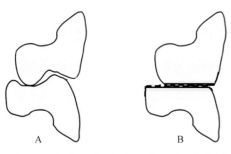

图2-18　有尖牙（A）与无尖牙（B）的外形对比

剖式牙美观及食物穿透力强等特点的牙。

线性骀：上颌后牙为平面牙，下颌为颊尖刃状牙。上下颌后牙为平面与线接触关系，减少了咀嚼运动的侧向力。

牙尖斜度的差异，从功能角度看主要体现在牙尖斜度大，牙齿咀嚼效能应该更好，但是牙齿受到的侧向力也变大，因此，对义齿的稳定会产生影响；而无尖牙由于不受牙尖斜度影响，咬合时主要是垂直向骀力，临床上适用于咬合关系不稳定的患者。另外，排牙较简单，只需要通过平衡斜坡来实现平衡骀。

2. 人工牙的选择　理想的人工牙选择时要考虑质地、形态、色泽、大小，以及性别、性格等多方面因素，一般在临床上需征得患者的同意（图 2-19）。

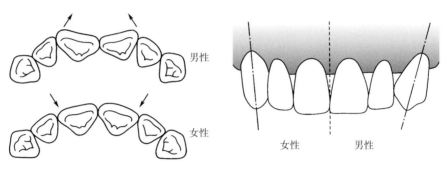

图 2-19　人工牙的个性化特点

（1）前牙的选择　前牙关系到患者的面部形态和美观，要特别注意前牙与面部形态的协调性。

1）选择大小：前牙大小的选择参照临床提供的患者骀堤划线。①根据口腔美学的标准，以骀堤唇面两侧口角线之间弧形长度作为上颌前牙（13/23）的总宽度。②以骀堤唇面上下划线作为上下颌中切牙牙冠高度的选择依据：唇高线至骀面距离约等于上中切牙切 2/3 的长度；唇低线至骀面距离约等于下中切牙切 1/2 的长度。

2）选择形态：前牙形态要与患者面型协调一致，因此，通常根据患者面型来选择牙形。面型以颊线（面部下颌骨两侧髁突到下颌角外侧面的连线）位置关系来评价。根据颊线特点划分为三种主要面型（图 2-20）。

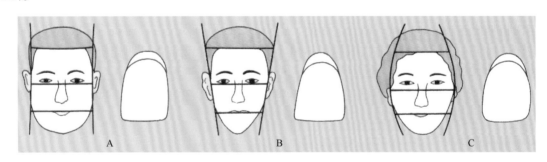

图 2-20　三种面型面部形态与牙型的关系
A. 方圆形面；B. 尖圆形面；C. 卵圆形面

方圆形面：两条颊线接近平行。此型额部较宽，颏部方圆。方圆形面的上中切牙牙颈较宽，唇面切 1/3 或切 1/2 处的近远中边缘几乎平行，唇面平坦，切角近于直角。

尖圆形面：两条颊线自上而下明显内聚，面型约呈清瘦的三角形。尖圆形面的上中切牙牙颈呈中等宽度，近远中面几乎成直线，但不平行，唇面平坦，唇面宽度自切缘到颈部逐渐变窄，近中线角较锐。

卵圆形面：两侧颊线自颧骨起呈向外凸形，面型圆胖，颏部略尖，下颌下缘呈圆曲线式。卵圆形面的上中切牙牙颈部略宽，近中面微凸，远中面的切 1/2 较凸，唇面较圆凸，两切角较圆。

3）选择颜色：人工牙牙色的选择要参考患者的皮肤颜色、性别和年龄。中年面白的妇女要选择较白的牙，而年老面色黑黄的男性，宜选择较黄、色暗的牙，并征求患者对牙色的选择意见。

（2）后牙的选择　后牙的总宽度选择以下颌为基准，上颌总宽度与之匹配即可。后牙主要作用在于行使咀嚼功能，同时还要重视义齿下方承托组织的保健，因此，要注意选择与牙槽嵴状况相适应的𬌗面形态。

1）选择大小：将下颌尖牙远中面到磨牙后垫前缘作为下颌后牙近远中径的总宽度。上颌后牙的近远中宽度与下颌后牙相匹配。

2）选择牙色：后牙牙色与前牙牙色协调一致或略深。

3）选择𬌗面形态：𬌗面形态选择不仅要考虑义齿的功能，还要考虑支持组织的健康。临床上根据牙槽嵴宽窄和高低来选择后牙的牙尖斜度和颊舌径。牙槽嵴窄且低平者，选择牙尖斜度低的解剖式牙或非解剖式牙，并要减小颊舌径；牙槽嵴高而宽者，可选择具有解剖式牙尖的后牙。

排列非解剖式牙的全口义齿在牙尖交错𬌗时，有较宽的自由度，适用于牙槽嵴条件差，颌骨关系为Ⅱ、Ⅲ类时，或者患者不易闭合在一个稳定的牙尖交错位时。其优点是可以减小侧向力，使𬌗力主要以垂直方向向牙槽嵴传导，可减少由侧向力造成的义齿不稳定；另外排牙时操作较简单，可以不使用可调节𬌗架，但非解剖式牙咀嚼效能和美观性不如解剖式牙。

🔗 **链接**　人工牙材料的改进

人工牙材料的改进过程，就是审美水平提高的过程。自20世纪50年代起，人工树脂用来制作个别缺失牙，60年代出现单层色成品丙烯酸树脂牙，从80年代开始，陆续研发的复色牙、多层色树脂牙或高强度复合树脂牙等，耐磨性已经接近天然牙，颜色形态也较接近天然牙。

（三）全口义齿的表面

临床上根据全口义齿表面的不同作用，划分为三种类型表面（图2-21）。

1. 组织面　为义齿与口腔黏膜组织贴合的内表面，维持义齿在口内的固位和稳定，同时起到分散和传导𬌗力的作用。因此，需要制取精准的无牙颌模型来保证组织面与黏膜的足够密合（缓冲区除外）。

2. 磨光面　是义齿与唇、颊和舌体组织接触的外表面。要求表面高度抛光，光滑流畅，以适应唇、颊和舌的形态及其运动功能的需要，并对口腔软组织无刺激无损伤，给患者以舒适的感觉；同时，理想的基托磨光面形态应便于唇、颊和舌肌对义齿形成挟持力，利于义齿的稳定（图2-22）。如果磨光面呈凸形，唇、颊和舌肌运动时将对义齿造成脱位力，破坏义齿的固位。

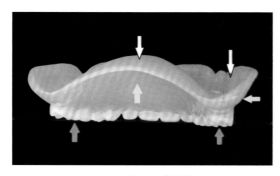

图2-21　全口义齿的表面

白色箭头：组织面；黄色箭头：磨光面；绿色箭头：咬合面

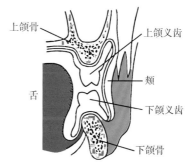

图2-22　磨光面凹形与颊舌肌形成挟持固位效果

3. 咬合面　是上、下颌义齿咬合接触的表面。其主要作用是实现义齿的咀嚼效能和实现义齿的稳定。咀嚼压力通过咬合面传递到基托组织面所接触的口腔支持组织。咬合面的接触关系和位置，对于义齿的固位和稳定具有重要的意义。这个可以从长条板凳翘动现象来理解咬合面接触关系和位置的意义（图2-23）。当施力点置于凳脚以外时，越向外板凳越容易翘起，所以，人工牙功能尖尽量排列在牙槽嵴顶线附近，避免排列到牙槽嵴顶线外侧使义齿在唇、颊、舌肌运动时翘动脱位（图2-24）。当然，偏内侧虽然不容易产生翘动，但是会因为影响舌运动而造成义齿的不稳定。

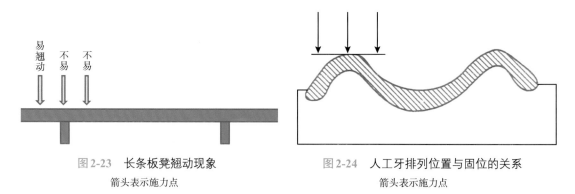

图2-23 长条板凳翘动现象
箭头表示施力点

图2-24 人工牙排列位置与固位的关系
箭头表示施力点

三、全口义齿的固位

（一）全口义齿固位的概述

良好的固位和稳定是全口义齿能够行使功能的基本前提。固位是指义齿抵抗垂直向脱位的能力。如果固位不良，患者在张口说话或进食时，全口义齿就容易垂直向脱位。稳定是指义齿对抗水平向脱位的能力。如果义齿不稳定，患者在咬合或进食时，义齿容易侧向移位或翘动，造成水平向脱位。全口义齿行使功能时的不稳定，很容易造成牙槽嵴的创伤。临床戴用全口义齿时，首先应该检查全口义齿是否实现良好的固位，在确认全口义齿具有良好固位力的情况下，再进行全口义齿稳定性的检查。没有良好的义齿固位，义齿的稳定就无从谈起；而良好的义齿稳定性，更有利于义齿的固位。

（二）全口义齿固位的原理

常规的黏膜支持式全口义齿能够在口内无固位装置作用下实现固位，是吸附力、大气压力和表面张力等物理作用的结果。

1. 大气压力 全口义齿基托与下方的黏膜软组织保持紧密的接触，基托边缘形成良好的封闭作用，空气不能进入基托和黏膜之间，使得基托和黏膜间形成负压，在大气压力的作用下，将全口义齿紧紧地挤压在口腔黏膜上，使义齿获得固位。良好的边缘封闭，是形成大气压力封闭的前提。要使全口义齿脱位，就要首先破坏义齿的边缘封闭效果。基托边缘封闭越好，则大气压力的作用越强，义齿的固位力也就越大。

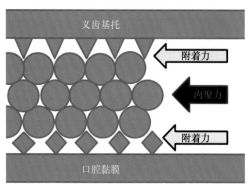

图2-25 基托与黏膜间的吸附力构成

2. 吸附力 是指两个物体分子之间相互的吸引力，包括附着力和内聚力（图2-25）。附着力是指不同分子之间的吸引力。内聚力是指同种分子之间的吸引力。全口义齿的基托组织面与黏膜紧密贴合，两者之间有一薄层唾液，在基托与唾液、唾液与黏膜之间产生了附着力，唾液分子之间产生内聚力（黏着力），从而使全口义齿获得固位吸附力。

吸附力的大小与基托和黏膜之间的密合程度及接触面积成正比。越密合、接触面积越大，其吸附力也就越大。同时，唾液的质和量也会影响吸附力的大小。一定黏稠度的唾液，可以加强附着力和内聚力，增强义齿的固位。相反，唾液黏稠度低，流动性大，会减低固位作用。如果唾液过于黏稠，不易被压缩成薄膜状，则不利于义齿的固位。唾液分泌量少，口腔干燥的患者，义齿也不易固位，并且口腔组织易于受刺激而产生疼痛和炎症。如果唾液量太多，口底往往积存大量唾液，同样会影响下颌全口义齿固位。

3. 表面张力 促使液体表面收缩的力称为表面张力，是液体分子之间互相吸引形成的内聚作用。也可以说表面张力是液体表面抵抗扩张的力量。

在全口义齿基托的边缘，基托与黏膜之间的唾液膜表面会形成表面张力，防止空气突破唾液膜进入基托与黏膜之间，从而获得良好的边缘封闭效果，保证了基托与黏膜之间吸附力的存在和大气压力对基托的支持作用。任何使义齿基托边缘与黏膜之间间隙增宽的力量和设计都会破坏边缘封闭作用，使得基托与黏膜之间吸附力丧失，大气压力内外抵消，造成义齿脱位。

四、模型处理与殆堤制作

（一）模型处理

标准无牙颌模型通常用专用模具灌注，其规格、形状符合实训操作的要求，一般不用特别修整外形。在临床上实际灌注的模型，需要处理的情况会更加多样。为了满足实际使用的需要，操作者需要建立起标准思维，明确模型处理的标准要求，便于实际临床应用。

1. 模型要求和技术参数 ①模型底面应该与预想殆面大体平行，模型底座厚度为15mm，最薄处应不少于10mm厚度。②模型四周边缘应水平连续，侧面与底面垂直，模型前庭沟转折区到模型边缘的宽度为3mm，并高于前庭沟底3mm。③模型表面无气泡和缺陷，上下颌解剖标志清晰可见。

2. 处理步骤

（1）标记基托范围 用铅笔分别在上下颌模型上画出义齿基托的伸展范围，注意避开唇、颊、舌系带（图2-26）。

1）上颌：唇、颊侧边缘伸展至黏膜反折处，后缘包过上颌结节伸至颊间隙内；腭侧后缘止于两侧翼上颌切迹与腭凹连线后约2mm。

2）下颌：唇、颊侧边缘伸展至黏膜反折处，在颊侧翼缘区可充分伸展，从远中颊角区转向磨牙后垫，覆盖整个磨牙后垫；舌侧边缘止于口底黏膜反折处，舌侧翼缘区后部适当伸展。

（2）缓冲区处理（图2-27）

1）用铅笔标记缓冲区：①上颌硬区。②下颌突。③下颌舌骨嵴部。④牙槽尖锐的骨尖、骨突。⑤切牙乳头。⑥增生的组织等。

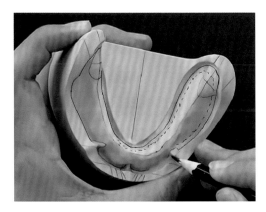

图2-26 标记基托范围

铅笔描画基托边缘线实线为基托伸展范围，虚线为
制作暂基托或个别托盘范围

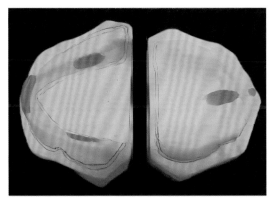

图2-27 模型缓冲处理

2）常用的缓冲方法：①在相应部位的模型上贴1～2层胶布。②涂薄层蜡、人造石或磷酸锌水门汀，以此达到缓冲组织面压力的目的。

（3）后堤区处理　后堤区作为上颌全口义齿的边缘封闭区，对义齿的固位具有重要作用。为了提高基托边缘的封闭性，增强义齿固位，需要对工作模型的后堤区进行适当的处理，即对前颤动线略后方的模型表面石膏进行适当削除。这样的处理将使得完成后的义齿基托相应组织面形成轻微隆

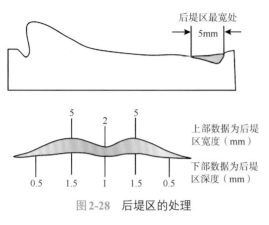

图2-28　后堤区的处理

起，使上颌义齿基托后缘的封闭更加可靠，义齿的吸附力更好。

1）画出后堤区范围：从一侧翼上颌切迹开始，通过腭凹后2mm，到达另一侧翼上颌切迹，画出后堤区的后缘；再按照图示勾画后堤区的前界（图2-28）。

2）进行后堤区处理：用雕刻刀沿后缘线刻沟，深度为1.0～1.5mm，然后向前界及两侧移行扩展并逐渐变浅变窄，形成弓形后堤区，最宽处为4～5mm（图2-28）。后堤区的深浅和范围常因人而异，临床上可通过触诊基托后缘线前方5mm范围内黏膜的可压入程度来确定。

（二）制作可复位模型底座

考虑到工作模型需要上𬌗架，以及完成充胶后方便二次上𬌗架调整咬合，需要在上、下颌工作模型底面制作可复位模型底座（图2-29）。

步骤：①将工作模型底面磨出一些固位沟。②准备模型磁性底座。③调拌超硬石膏注入底座，将上颌工作模型水平放入，将周围石膏抹平整，待底座石膏凝固。④底座石膏凝固后，将工作模型取出，此时可以分开工作模型和磁性底座。⑤在模型修整机上修整模型边缘，注意保持模型修整台与砂轮的垂直。⑥同法完成下颌工作模型。

（三）𬌗托制作

𬌗托由暂基托和𬌗堤两部分组成，用于记录无牙颌患者的颌位关系。暂基托用于模拟完成后的义齿基托，𬌗堤用于模拟完成后的全口义齿人工牙列（图2-30）。

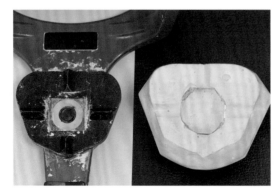

图2-29　制作可复位模型底座

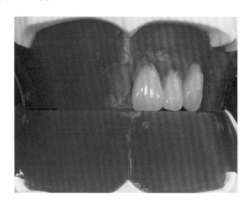

图2-30　𬌗托与人工牙的位置关系

1. 暂基托的制作

（1）暂基托的质量要求　①与口腔组织密贴，在颌位关系记录过程中不发生移位。②具有一定强度，可承受试戴时的咬合力而不变形。③在口内温度下不变形。

（2）暂基托材料　常用的有基托蜡片、自凝树脂和光固化基托树脂三种。由于蜡片易变形，固位差，复位准确度不高，不推荐使用。

（3）制作步骤（以自凝树脂制作为例）

1）处理模型倒凹区：为保护工作模型，在制作暂基托前，先用熔蜡对模型组织倒凹区进行填补。

2）涂布分离剂：工作模型表面涂布分离剂，包括模型外侧边缘和模型底部外侧面所有可能与树脂接触的区域。

3）调拌材料和塑形：①用小瓷杯调拌自凝树脂。②在黏丝早期进行塑形。③用蘸满单体的棉签快速均匀地将树脂涂布在工作模型上，从模型中央向四周按压，形成1.5～2.0mm厚的薄片。④注意牙槽嵴顶部区域可以稍薄一些；前庭沟处应保证树脂完全充满，保证与软组织的紧密贴合。⑤操作宜在通风橱内完成。

4）在自凝树脂硬固前，尽可能用雕刻刀蘸单体去除多余材料，减少后期打磨修整工作量。

5）固化后取下基托，打磨后备用。为不妨碍人工牙的排列，基托顶部可打磨得稍薄一些。

2. 𬌗堤的制作　𬌗堤是用来恢复患者失牙前天然牙所处的空间，并依照设计，将人工牙排列在上面。临床制作时，𬌗堤可以先按照平均值预成外形，待在患者口内试戴时再修改至合适。实训室也可以使用预成𬌗堤进行操作。

（1）𬌗堤的参数

1）𬌗堤的宽度：上下颌前牙区为3～5mm；前磨牙为5～7mm；磨牙区为7～10mm（图2-31）。

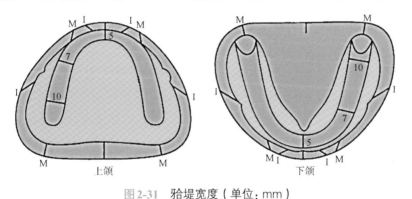

图2-31　𬌗堤宽度（单位：mm）

M线：后牙牙槽嵴顶线；I线：前牙牙槽嵴顶线。5.前牙区；7.前磨牙区；10.磨牙区宽度

2）𬌗托的高度：上颌前牙区高度（唇系带根部至𬌗面）为22mm，上颌磨牙区为18mm（其中𬌗堤后部垂直高度约为8mm，翼上颌切迹前方的高度为5mm）。下颌前牙区高度为18mm，下颌𬌗堤后部应平齐磨牙后垫高度的1/2（图2-32）。在临床上，𬌗托的高度因颌弓的吸收程度而异，尺寸上有适度的加减。

3）𬌗堤的唇侧突度：上颌前牙𬌗堤唇侧至切牙乳突中点平均距离8～10mm，上颌唇侧面斜度为85°，下颌为80°（唇侧斜面与𬌗面的夹角）（图2-32）。

（2）制作方法（图2-33）

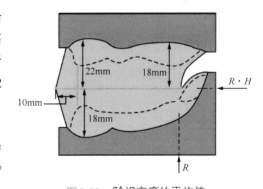

图2-32　𬌗堤高度的平均值

R：磨牙后垫的前缘；R·H：磨牙后垫高度的1/2处

1）常规使用红蜡片烤软，卷成宽、厚8～10mm的蜡条，弯成与牙弓相应的形状，置于牙槽嵴顶。

2）用烫热蜡刀将其与基托连接，趁蜡条尚软时用𬌗平面板或玻璃板按压表面，形成前牙区略高于后牙区的𬌗面。

3）调整上颌𬌗堤前缘，至位于切牙乳突的中央往前8～10mm位置处；𬌗堤的后缘在相当于第二磨牙的远中修整成45°斜坡状。下颌𬌗堤预设高度与磨牙后垫高度的1/2处相当。

4）修整𬌗堤宽度，前牙区为3～5mm，后牙区为7～10mm。

（3）在𬌗堤唇面画标志线（图2-34） 临床上完成上下𬌗托定位后，需要将上下𬌗托就位于患者口内，用蜡刀在𬌗堤唇面刻画几条标志线，用以指导选择人工牙长度、宽度和标示人工牙排列的位置。通常遵循选择上颌前牙，匹配下颌前牙；选择下颌后牙，匹配上颌后牙的原则。常用的标志线主要有：中线，双侧口角线，唇高线和唇低线。

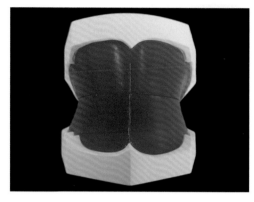

图2-33　制作完成的上下𬌗堤

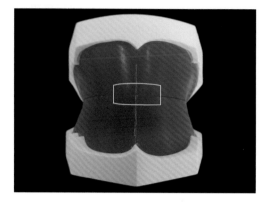

图2-34　𬌗堤唇面标志线

1）中线：参照面部中线确定𬌗堤中线，并将其作为两侧中切牙近中交界的标志线。

2）口角线：①在上下唇轻微闭合状态下，在上颌𬌗堤唇面画出口角线，两侧口角线之间的𬌗堤弧形长度就是上颌6颗人工前牙的宽度之和。②口角线或下颌尖牙远中至磨牙后垫前缘的距离是选择下颌后牙区宽度的参考，通常下颌第二磨牙𬌗面平齐磨牙后垫高度的1/2，第二磨牙远中在磨牙后垫前缘位置。

3）唇高线和唇低线：将上下𬌗托在口内就位后，嘱患者微笑，用蜡刀在微笑状态时的上唇下缘和下唇上缘𬌗堤上各刻画一条标志线，分别为唇高线和唇低线。根据美学设计要求，𬌗平面到唇高线距离约为上颌中切牙牙冠全长的2/3，𬌗平面到唇低线距离约为下颌中切牙牙冠全长的1/2，由此即可确定人工牙的牙冠合适高度。

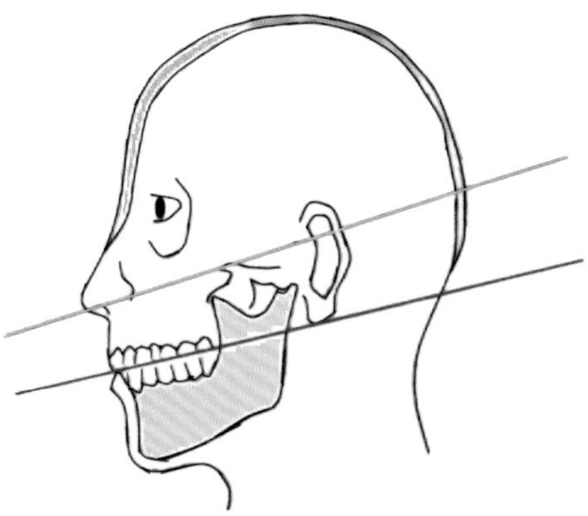

在实训室的操作中，由于使用标准模型和𬌗堤数据平均值，可以根据实际的人工牙测量数据，依照以上原则，反向推算𬌗堤唇面上的标志线位置，培养在临床上灵活应用的意识和能力。

（4）注意事项 在临床上，𬌗堤的高度、宽度的最后位置，必须按照牙槽嵴的吸收程度，通过颌位关系记录来确定。要求上颌𬌗平面的前部在上唇下缘下方约2mm，且与瞳孔连线平行；𬌗平面的后部，从侧面观要与鼻翼耳屏线接近平行（图2-35）。同时，𬌗堤的唇颊面要充分衬托出上唇和面颊部，使上唇和面颊部丰满而自然。

为提高工作效率，目前技工室多采用把蜡熔化后注入硅橡胶模具的方法来快速制作𬌗堤，尺寸参照平均值。

图2-35　𬌗平面（红色线）与鼻翼耳屏线（绿色线）接近平行

3. 上平均值𬌗架 上𬌗架，是借助𬌗托将临床上所记录的患者下颌相对于上颌的位置关系，以及上下颌模型间的高度及颌位关系再现于𬌗架之上，以便在𬌗架上很好地模拟人体的下颌运动，在口外进行排牙及调𬌗，制作出符合患者口腔生理功能的全口义齿（图2-36）。有关𬌗架的更多内容见第4章。

其做法是将带有上下𬌗托的模型用石膏固定在𬌗架之上，并应保持上下颌模型间的高度和颌位关系。采用平均值𬌗架，只需将临床上确定好的颌位关系固定在𬌗架的适当位置上即可。平均值𬌗架可以大致模拟人体的下颌运动，对于一般临床常见的修复病例完全可以满足，又因其操作简便，而被广泛应用于全口义齿的制作。具体操作过程如下。

（1）检查𬌗架 各部位螺丝确认拧紧，切导针归零。

（2）安放上颌模型　打开𬌗架，装上𬌗平面板，将上颌模型连同𬌗托置于𬌗平面板上，要求𬌗托中线与𬌗平面板中线重合，𬌗托唇侧突度与𬌗平面板的相应刻线对齐（图2-37）。

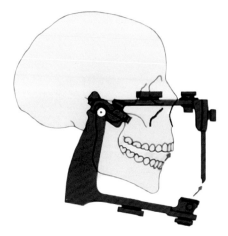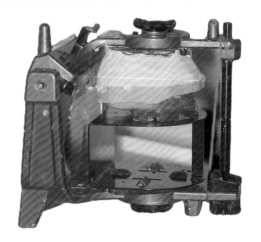

图2-36　上颌与颞下颌关节的位置关系　　　　　图2-37　上颌𬌗托置于𬌗平面板上
箭头所示为下颌运动方向

（3）固定上颌模型　确认上颌模型底部与𬌗架上颌体固定架环间有合适间隙，调拌石膏，在模型底面和架环处放入适量石膏，轻闭𬌗架，保证切导针接触到切导盘，待石膏凝固。

（4）固定下颌模型　固定好上颌模型，打开𬌗架，取下𬌗平面板，将𬌗架倒置，上下颌模型𬌗托对位固定好，调拌石膏将下颌模型固定在下颌固定架环上即可。

（5）注意事项

1）上𬌗架前所有螺丝需要拧紧。

2）石膏调拌黏稠适度，避免关闭𬌗架用力过大，造成颌位关系记录变形或移位。

3）石膏完全凝固之前不要移动𬌗架。

4）安装完成后要再次检查模型与𬌗托的密合性，确保无误差。

第3节　排人工牙

一、排牙原则

（一）咀嚼功能原则

大多数无牙颌患者进行修复的最主要诉求是恢复咬合和咀嚼功能，因此，如何实现良好的咬合和咀嚼功能就成为修复的首要任务。有效的咀嚼和满意的咬合主要体现在人工后牙的排列，要有最广泛的牙尖接触，尖窝关系要稳定，尽量选择解剖式牙，可以提高咀嚼效能。

1. 良好的咬合关系

（1）后牙尖窝交错𬌗　临床上评估咬合关系是以上、下颌第一磨牙位置关系作为参照物（图2-38）。当两侧上颌第一磨牙近中颊尖对应咬合于下颌第一磨牙颊沟，称为中性𬌗；此时上颌第一磨牙𬌗面最大的近中舌尖也对应咬合于下颌第一磨牙的中央窝，这是临床理想的咬合关系。全口义齿排牙一般都遵循这个标准。因为在这个位置关系上

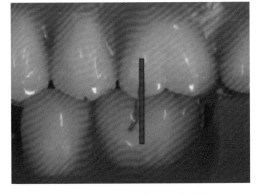

图2-38　上下颌第一磨牙的咬合关系

排列整齐的牙齿，能形成尖窝交错的良好咬合，达到理想的咀嚼效能。依照准确颌位关系记录制作的全口义齿，排牙符合患者咬合习惯，通常都有良好的上下颌磨牙关系（图2-39）和均匀广泛的尖窝接触关系（图2-40），因此咀嚼效能也会较好。良好的人工牙排列是提高咀嚼效能的前提条件。

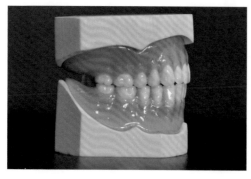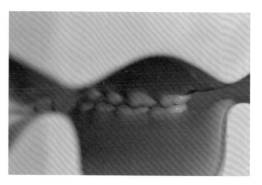

图2-39　上下颌良好磨牙关系　　　　图2-40　广泛的尖窝接触关系

（2）前牙浅覆盖、浅覆𬌗　前牙具有咬切食物的功能，正常的前牙覆盖、覆𬌗关系，是实现咬切功能的前提。全口义齿的前牙排列要求实现浅覆盖、浅覆𬌗的关系（图2-41），形成合适的补偿曲线、横𬌗曲线，从而容易实现平衡𬌗的目标。排牙要求牙尖交错𬌗时前牙不接触，并在前伸及侧方运动时至少在1mm的范围内，下颌牙沿上颌牙斜面能自由滑动（图2-42）。

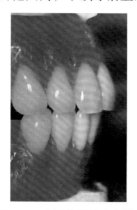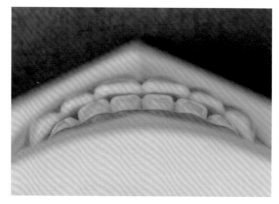

图2-41　上下前牙的咬合关系　　　　图2-42　牙尖交错𬌗时前牙不接触

2. 形成平衡𬌗　平衡𬌗是全口义齿咬合形式与天然牙咬合形式的主要区别。全口义齿戴入口内进行咀嚼功能运动时，要求前伸、侧方的运动都能保证义齿固位与稳定，除了义齿良好的吸附力之外，平衡𬌗是重要的排牙要求。人工牙排列完成后，可在可调节𬌗架上进行牙尖交错𬌗和平衡𬌗的调整，包括前伸𬌗平衡（即前牙对刃接触时，后牙每侧至少一点接触）和侧方𬌗平衡的调整（后牙一侧咬合时，工作侧为组牙接触，非工作侧至少有一点接触）；需注意尖牙保护𬌗不适于全口义齿。

（二）美学原则

全口义齿从出现开始，就不是只为实现和恢复咀嚼功能，美观毫无疑问是无牙颌患者另一个重要的目标。全口义齿能恢复患者面下1/3的自然形态，达到面下1/3与面部整体比例和谐，使人显得年轻，给人以美感，对于参加社交活动是极其重要的。全口义齿的美观主要体现在上前牙的排列上。要达到美观，需注意以下问题。

1. 与颌弓形一致　通常情况下，颌弓形与面型一样也有方圆形、尖圆形和卵圆形三种。牙弓形要与颌弓形协调一致。

2. 面颊自然协调

（1）上中切牙位置　①唇面至切牙乳突中点一般距离8～10mm（图2-43）。②切缘在上唇下显露约

2mm，年老者露得较少。

（2）上尖牙位置 ①年轻人的上尖牙牙尖顶连线通过切牙乳突中点。②老年人上尖牙牙尖顶连线与切牙乳突后缘平齐。③上尖牙的唇面通常与腭皱的侧面相距10.5mm±1mm。

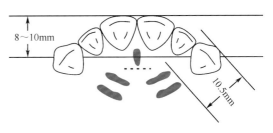

图 2-43　上颌前牙的位置

3. 个性化 选牙需要注意个性化要求，排牙同样需要注意个性化设计。

（1）尽可能模仿患者原有真牙排列。如患者有可参考照片或拔牙前记录，或满意的旧义齿牙形，尽可能作为排列上前牙的参考。

（2）处理切缘和颈缘时要考虑年龄差异。年老者切端及尖牙牙尖可略磨平，以模仿牙磨耗情况；颈部要较年轻者外露得更多，以模仿真牙的牙龈萎缩；必要时还可模仿真牙的某些着色。

（3）可模仿真牙的轻度拥挤和扭转，不要排列过齐，以免给人以"义齿面容"的感觉（图2-44）。

（4）患者有面部缺陷或面部中线偏斜等情况时，要利用排牙弥补患者的缺陷而不要使其更明显，如面部中线偏斜时，人工牙中线也可略偏等。

4. 参考患者意见 一般情况下，前牙排列在患者参与下完成更加理想。

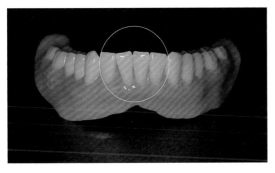

图 2-44　个性化排牙

（三）组织保健原则

组织保健通常是无牙颌患者容易忽略，对于医生和技师而言，又是必须认真研究和思考的问题。义齿在功能状态下的固位与稳定，义齿受力的合理传导与均匀分散，𬌗力对牙槽嵴的适度生理性刺激而不是过度刺激，都是组织保健的重要体现。所有这些都与人工牙的合理排列有很大关系。

1. 人工牙排列不妨碍肌肉的活动 当上下牙列缺失后，口腔内出现一个空间，此为义齿所应占有的位置，也是唇、颊肌与舌肌内外力量相互抵消的区域，称为中性区。戴全口义齿的患者在做咀嚼、说话、吞咽等动作时，唇、颊、舌的肌肉及口底组织都参与活动，而且各肌肉收缩的力量大小和方向多不相同，为获得有利于稳定的肌力和尽量减少不利于固位稳定的力量，需要将人工牙尽量排列在中性区。

2. 𬌗平面平分颌间隙 一方面，可保证人工牙与牙槽嵴间距基本均匀，避免上或下间距过大产生杠杆作用而导致义齿翘动脱位。另一方面，平分颌间隙的𬌗平面高度大致位于舌侧外缘最突出处，便于舌头将食物送至后牙𬌗面，也利于义齿在功能状态下的稳定。

3. 后牙功能尖尽量排在牙槽嵴顶上 后牙区是咀嚼功能主要承力区，要使𬌗力沿垂直方向传至牙槽嵴。如果牙槽嵴吸收较多，要根据牙槽嵴斜坡倾斜方向调整后牙倾斜度，使𬌗力尽可能以垂直方向传至牙槽嵴。如果牙槽嵴严重吸收，则要注意将𬌗力最大处放在牙槽嵴最低处，减少义齿在功能状态下的翘动。

4. 减少功能状态下的不稳定因素 适当降低非功能尖，如上磨牙颊尖和下磨牙舌尖适当降低，可以减少研磨食物时义齿的摆动。

二、人工牙排列

（一）牙的三维空间排列（以上前牙为例）

1. 正面观 正面观察人工牙的排列时，从两个方面进行：①以面部中线为标准参考线，观察人工牙牙冠长轴的倾斜方向和倾斜角度。②以𬌗平面为标准参考平面，观察人工牙切缘或牙尖与𬌗平面的

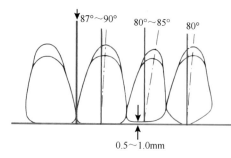

图2-45 上前牙的排列（正面观）

接触关系和距离。

（1）人工牙近远中倾斜角 指人工牙牙冠长轴（切缘中点/牙尖顶到颈曲线最突点的连线）与𬌗平面的夹角。牙冠长轴向远中倾斜为正值，向近中倾斜为负值。全口义齿上颌前牙的牙冠长轴均向远中倾斜，但是排牙时要注意体现不同前牙的倾斜角度差异（图2-45）。

（2）与𬌗平面的关系 主要观察切缘或牙尖与𬌗平面的接触关系和距离，如上颌中切牙切缘、上颌尖牙牙尖平齐接触𬌗平面，而上颌侧切牙离开𬌗平面0.5～1.0mm（图2-45）。

链接 轴倾角

　　口腔正畸学中也有一个描述牙齿临床冠长轴近远中倾斜角度的名词，称为轴倾角，也称冠角，是从牙冠冠状面上测量临床冠长轴与𬌗平面垂线所构成的夹角。临床冠长轴向远中倾斜为正值，向近中倾斜为负值。正常𬌗情况下，临床冠的轴倾角通常为正值。需要注意的是全口义齿人工牙近远中倾斜角度是指人工牙牙冠长轴与𬌗平面的夹角。例如，全口义齿排牙时，要求上颌中切牙的远中倾斜角度为87°～90°，如果用轴倾角表述，就是上颌中切牙轴倾角为0°～3°。

2. 侧面观 从侧面主要观察牙冠长轴的唇舌向倾斜角度。切端向唇侧倾斜时角度为正值，向舌腭侧倾斜时的角度为负值。通常测量牙冠长轴与𬌗平面的夹角。排牙时要注意体现不同前牙的倾斜角度差异（图2-46）。

链接 冠转矩

　　口腔正畸学中也有一个描述牙齿临床冠长轴唇（颊）舌向倾斜角度的名词，称为冠转矩，也称冠倾斜，是从牙冠矢状面上测量临床冠长轴与𬌗平面垂线所构成的夹角。临床冠长轴向唇（颊）侧倾斜为正值，向舌侧倾斜为负值。正常𬌗情况下，从尖牙起，上下后牙牙冠都向舌侧倾斜，转矩角为负值。需要注意的是全口义齿人工牙唇（颊）舌向倾斜角度是指人工牙牙冠长轴与𬌗平面的夹角。例如，全口义齿排牙时，要求上颌中切牙的唇倾角度为80°～87°，如果用转矩角表述，就是上颌中切牙的转矩角为3°～10°。

3. 𬌗面观 从𬌗面观察人工牙的排列，主要看每一颗牙齿的旋转角度。每一颗牙齿合适的旋转角度，最终构成一个牙弓完美的曲线。临床上牙齿的旋转角度与无牙颌牙弓形态有关，也与面部审美有关，没有固定的角度要求（图2-47）。

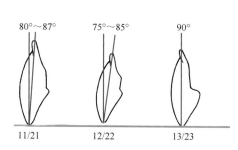

图2-46 上前牙的排列（侧面观）

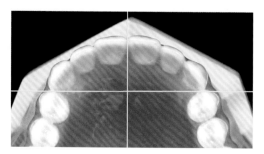

图2-47 上前牙排列（𬌗面观）

（二）排牙方法

1. 模型准备 以解剖式牙的排列方法为例。在排牙前要将中线、口角线的延长线画在石膏模型上，并将后牙区牙槽嵴顶连线的两端延长线转移在模型上，同时在模型侧面标示牙槽嵴顶连线在矢状面的水平线及牙槽嵴顶最低点的位置，以便排牙时参考。

（1）上颌模型标志线 在上颌模型描画排牙标志线（图2-48），包括基托范围线、牙槽嵴顶线、前后牙牙槽嵴顶线及其在模型底座上的延长线、腭中线、切牙乳突轮廓线、切牙乳突中点向前8～10mm与中线的垂线、切牙乳突中点后1mm与中线的垂线。

模型外侧线为完成后的义齿基托边缘线。

（2）下颌模型标志线 在下颌模型描画排牙标志线（图2-49），包括基托范围线、牙槽嵴顶线、后牙牙槽嵴顶线及其在模型底座上的延长线、中线、磨牙后垫轮廓线、磨牙后垫的前缘及1/2高度位置在模型边缘的延长线。

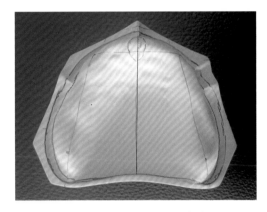 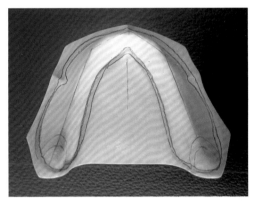

图2-48 上颌模型排牙标志线　　　　　图2-49 下颌模型排牙标志线

模型外侧线条为完成后的义齿基托边缘线

2. 前牙排列具体要求 见表2-1。

表2-1 前牙排列位置

前牙	唇舌向倾斜	近远中倾斜	旋转度	与𬌗面的关系
上颌中切牙	颈部微向腭侧倾斜或接近垂直	颈部微向远中倾斜	与前牙区域颌弓曲度一致	切缘接触𬌗平面
上颌侧切牙	颈部微向腭侧倾斜	颈部向远中倾斜角度最大	远中微向舌侧旋转	切缘距𬌗平面约1mm
上颌尖牙	颈部微向唇侧倾斜	颈部向远中倾斜角度大于中切牙，小于侧切牙	远中向舌侧旋转与颌弓曲度一致	牙尖与𬌗平面接触
下颌中切牙	颈部微向舌侧倾斜或接近垂直	长轴与中线平行	与颌弓曲度一致	切缘高出𬌗平面约1mm
下颌侧切牙	直立	颈部略向远中倾斜	同下颌中切牙	同下颌中切牙
下颌尖牙	颈部微向唇侧倾斜	同下颌侧切牙	同下颌中切牙	同下颌中切牙

（1）上颌前牙排列（图2-50）

1）11和21：近中接触点与𬌗堤中线一致，位于中线的两侧，切缘与𬌗平面平齐（图2-45），唇面与𬌗堤唇面倾斜度一致（图2-46），颈部微向远中倾斜，冠的旋转度与𬌗堤唇面弧度一致（图2-47）。

2）12和22：近中与中切牙的远中面接触，切缘高于𬌗平面0.5～1.0mm（图2-45），唇面与𬌗堤弧度一致，颈部的舌向和远中向倾斜皆大于中切牙（图2-46），冠的旋转度与𬌗堤唇面弧度一致（图2-47）。

3）13和23：近中与侧切牙的远中面接触，牙尖顶接触

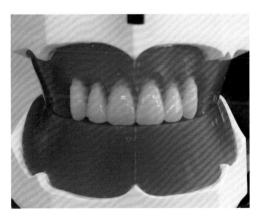

图2-50 上前牙排牙效果

𬌗平面（图2-45），颈部微突向唇侧且略向远中倾斜，倾斜度介于中切牙和侧切牙之间（图2-46），冠的旋转度与𬌗堤唇面弧度一致（图2-47）。

（2）下颌前牙排列

1）31和41：近中接触点与𬌗堤中线一致，切缘高出𬌗平面约1mm，与上颌中切牙建立正常的覆𬌗关系，冠部的近远中向近于直立（图2-51），颈部微向舌侧倾斜（图2-52），冠的旋转度与𬌗堤唇面弧度一致。

2）32和42：近中与中切牙的远中面接触，切缘高出𬌗平面约1mm，与上颌侧切牙建立正常覆𬌗关系，冠部的唇舌向近于直立（图2-52），颈部微向远中倾斜（图2-51），冠的旋转度与𬌗堤唇面弧度一致。

3）33和43：近中与侧切牙的远中面接触，牙尖顶高出𬌗平面约1mm，与上颌尖牙建立正常覆𬌗关系，颈部向远中和唇侧倾斜（图2-51，图2-52），冠的旋转度与𬌗堤唇面弧度一致。

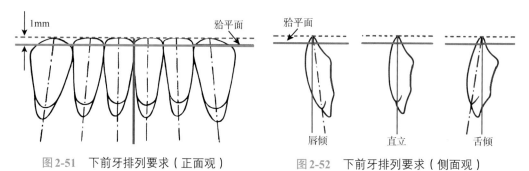

图2-51 下前牙排列要求（正面观）　　图2-52 下前牙排列要求（侧面观）

（3）排列前牙的注意事项

1）临床上，上前牙的位置最好能在口内调整合适，经患者认可后再进行后牙的排列，上前牙排列要体现患者面部情况特征。

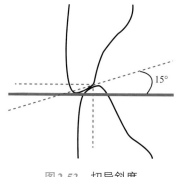

图2-53 切导斜度

2）对上颌前突、下颌后缩的患者，要适当加大覆盖，留出下颌前后向运动的空间。在不妨碍下颌唇肌活动的情况下，可略加大下前牙向唇侧的倾斜度。

3）对下颌前突、上颌后缩的患者，从美观角度考虑，要尽可能排成正常𬌗或对刃𬌗。

4）正常排列的牙齿，切导斜度以15°为宜（图2-53）。

5）下前牙的排列可在排好上前牙后进行，也可在排好上前牙及所有后牙后进行。

3. 后牙排列具体要求与步骤　后牙的排列顺序有各种方法，如Swenson排牙法是先排好上后牙，然后再排下后牙；Snow排牙法是先排好一侧牙，再排另一侧牙；协调对称排牙法是先排一侧上第一前磨牙，然后排同侧下第一前磨牙，再排上第二前磨牙，接着排下第二前磨牙，依此类推。操作者可根据自己的习惯，按顺序排列。

（1）上颌后牙排列要求（图2-54）

1）14和24：近中与尖牙远中邻面接触，近中窝对向下后牙牙槽嵴顶连线，舌尖离开𬌗平面1mm，颊尖与𬌗平面接触，颈部微向远中和颊侧倾斜。

2）15和25：近中与第一前磨牙远中邻面接触，舌尖对向下后牙牙槽嵴顶连线，舌尖、颊尖均接触𬌗平面，牙长轴垂直。

3）16和26：近中与第二前磨牙远中邻面接触，两个

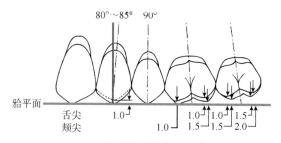

图2-54 上后牙排列要求（单位：mm）

舌尖均对向下后牙牙槽嵴顶连线，近中舌尖接触𬌗平面，远中舌尖、近中颊尖离开𬌗平面1mm，远中颊尖离开𬌗平面1.5mm、颈部微向腭侧和近中倾斜。

4）17和27：近中与第一磨牙远中邻面接触，近中舌尖离开𬌗平面1mm，近中颊尖和远中舌尖离开𬌗平面1.5mm，远中颊尖离开𬌗平面2mm，颈部向腭侧和近中倾斜。

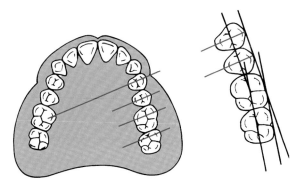

图2-55　上后牙排列规律

（2）上颌后牙𬌗平面排列规律（图2-55）

1）后牙功能尖应该落在牙槽嵴顶线上。

2）上颌4颊舌尖连线的延长线通过对侧上颌6近中舌尖。

3）上颌4颊舌尖连线与上颌5颊舌尖连线基本平行。

4）上颌6近中颊舌尖连线与上颌7近中颊舌尖连线基本平行。

5）上颌4、5颊尖和上颌6近中颊尖可以连成一条直线。

6）上颌6远中颊尖与上颌7近、远中颊尖可以连成一条直线。

（3）下颌后牙排列　下颌后牙排列与上颌后牙呈最广泛尖窝接触的𬌗关系（表2-2）。

表2-2　后牙排列位置

后牙	颊舌向倾斜	近远中向倾斜	旋转度	与𬌗平面的关系
上颌第一前磨牙	颈部微向颊侧倾斜	与颌弓后部的曲度一致	与颌弓后部的曲度一致	颊尖接触𬌗平面，舌尖离开𬌗平面约1.0mm
上颌第二前磨牙	直立	直立	同上	颊、舌尖均与𬌗平面接触
上颌第一磨牙	颈部向腭侧倾斜	颈部微向近中倾斜	同上	近中舌尖与𬌗平面接触，远中舌尖、近中颊尖离开𬌗平面1.0mm，远中颊尖离开𬌗平面1.5mm
上颌第二磨牙	颈部向腭侧倾斜	颈部微向近中倾斜	同上	舌尖离开𬌗平面1.0mm，近中颊尖离开𬌗平面1.5～2.0mm，远中颊尖离开𬌗平面2.0～2.5mm
下颌后牙	全部与上颌后牙按尖窝交错的中性关系排列			

（4）后牙排列的注意事项

1）正常排列的后牙功能尖为下颌的颊尖和上颌的舌尖。功能尖需排在牙槽嵴顶连线上，并与对颌有良好的尖窝接触关系。

2）在水平方向运动时，非功能尖不能有𬌗干扰，要实现至少三点接触的平衡𬌗。

3）当牙槽嵴条件良好，且上下颌关系正常时，后牙的排列应对称。

4）从后牙区冠状面观，如上下牙槽嵴顶的连线与𬌗平面夹角大于80°，则认为上下颌骨关系正常，可以按照正常的咬合关系排牙。当上下牙槽嵴顶的连线与𬌗平面夹角是80°或略小，仍可排成正常𬌗，但要减少后牙覆盖；上后牙仍可排在正常位置或稍颊侧，功能尖排在牙槽嵴顶连线上或稍颊侧，下后牙可略向舌侧排列，并将舌窝向舌侧拓宽，既不妨碍舌活动的空间，也能使𬌗力尽可能向牙槽嵴方向传导。

当上下牙槽嵴顶的连线与𬌗平面夹角明显小于80°，即下牙弓明显宽于上牙弓，则后牙需排反𬌗关系，即上颌后牙的颊尖应与下颌后牙的中央窝接触，下颌后牙的舌尖应与上颌后牙的中央窝接触。一般将上下左右后牙交换位置排列。

5）如下牙弓较短，可减数排牙，减去一个前磨牙或第二磨牙。

6）如牙槽嵴严重萎缩，可减数排牙，并确认咀嚼中心，将牙槽嵴最低点确定为咀嚼中心。排列相对最大的磨牙在咀嚼中心，以避免功能状态下义齿的翘动。

（三）排牙后的检查

1. 外观检查

（1）正面观

1）牙尖交错位时的上下牙列中线对齐。

2）轻微开启殆架，在暗背景衬托下观察上下颌前牙排列，中线两侧间隙大小基本一致，殆平面无明显高低不一致和倾斜（图2-56）。

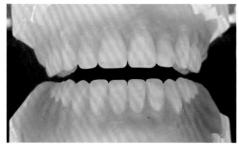

图2-56 前牙排列检查

3）前牙浅覆盖、浅覆殆，前牙排列符合排牙要求。

（2）侧面观

1）正常排牙时的左右磨牙关系中性，尖窝交错咬合良好，后牙覆盖、覆殆正常。

2）轻微开启殆架，在暗背景衬托下观察上下颌后牙排列，有纵殆曲线特征，后牙排列符合排牙要求。

3）下颌第二磨牙殆面与磨牙后垫高度1/2基本平齐，下颌第二磨牙远中位于磨牙后垫前缘。

（3）后面观（图2-57）

1）两侧后牙咬合紧密，没有悬空咬合牙尖。

2）两侧后牙咬合接触均匀。

3）两侧后牙功能尖连线与牙槽嵴顶线基本一致。

（4）殆面观

1）上下牙弓左右基本对称，可以用标准弓形图尺检查对称性（图2-58）。

2）上颌牙弓的切缘、牙尖连线向两侧假想延长线平滑连续，有轻度内收；下颌牙弓向两侧假想延长线平滑连续，有轻度外展。

3）上下后牙功能尖连线与牙槽嵴顶线基本一致。

4）牙面干净，没有影响咬合的碎屑或熔蜡。

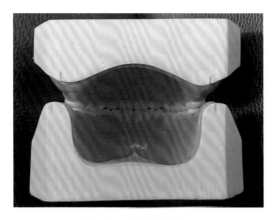

图2-57 排牙后面观

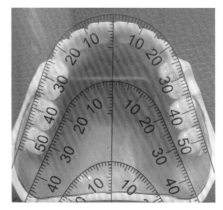

图2-58 对称性检查

2. 平衡殆检查 平衡殆是全口义齿咬合形式与自然牙列咬合形式的主要区别。全口义齿的平衡殆是指在牙尖交错殆及下颌做前伸、侧方运动时，上下颌相关的牙都能同时接触，即为平衡殆。由于人工牙是借助基托成为一个整体固位在口腔中，因此，任何一颗牙的早接触或殆干扰都会影响整个义齿的固位和稳定。同时，不平衡的咬合也会使支持组织受力不均，加速牙槽嵴的吸收，损害支持组织的健康。

三、平 衡 殆

（一）平衡殆的分类

1. 牙尖交错平衡殆　指下颌在牙尖交错位时，上下颌人工牙间具有尖窝交错的最大面积的广泛均匀接触，且无咬合障碍。

主要检查牙尖交错位咬合的紧密程度和稳定性。人工牙排列完成后，在殆架上做开闭口运动，用咬合纸检查咬合情况，选磨消除早接触，同时还应从舌侧检查上颌后牙的舌尖与下颌后牙的殆面接触是否良好。发现有不足之处，可做适当调整，将上后牙舌尖向下调或将下后牙舌尖向上抬，以实现良好、紧密、稳定的后牙接触（图2-59）。

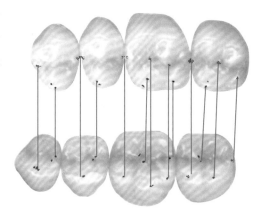

图2-59　后牙咬合接触点的对应关系

2. 非牙尖交错平衡殆

（1）前伸殆平衡　当下颌前伸至上下前牙相对时，在滑回牙尖交错殆过程中前后牙都有接触，称为前伸平衡殆。上下前牙切缘相对时，上下颌后牙的接触点越多越好，但至少在每侧后牙应保证有一对后牙接触。下颌做前伸对刃咬合时，按后牙牙尖的接触情况，可分为三点接触、多点接触和完全接触前伸平衡殆。

1）三点接触前伸平衡殆：前伸下颌上下前牙接触算作一点，如两侧最后磨牙间各有一牙尖接触算作两点，三者一起即为三点接触前伸平衡殆。

2）多点接触前伸平衡殆：前伸咬合时，后牙除最后磨牙接触两点外，至少还有一牙尖接触，但没达到后牙尖全部接触。

3）完全接触前伸平衡殆：前伸咬合时，前牙接触，后牙相对的牙尖都接触。

前牙咬切食物过程中，如果食物未被切断时，无论哪种前伸平衡殆，其后牙都不接触；一旦切断食物，前牙切缘接触，后牙也有接触。从后牙接触所起的作用来看，前牙切割食物受力，将使义齿后部翘动，后牙尖的接触具有防止义齿后部翘动的作用，这种作用是一种平衡作用。

（2）侧方平衡殆　当下颌向一侧做咬合接触滑动运动时，两侧后牙均有接触为侧方平衡殆。工作侧为同名牙尖接触，非工作侧为异名牙尖接触。例如，下颌向左侧运动时，右侧髁突做向前内下方向的滑动，左侧髁突做近似原地旋转；与此同时，两侧后牙先脱离牙尖交错殆，然后下颌向左运动，左侧上下后牙呈同名牙尖相对咬住食物，在向牙尖交错殆返回的过程中加压嚼碎食物，左侧后牙为工作侧，左侧髁突为工作侧髁突。同时，当左侧后牙呈同名牙尖相对时，右侧后牙则呈异名牙尖相对，此侧不产生嚼碎功能，而此侧后牙接触有利于义齿的稳定，所以为平衡侧。

🔗 **链 接**　平衡殆与殆平衡

平衡殆与殆平衡是两个概念，初学者很容易混淆它们。"殆"是指上下牙齿的咬合接触关系。平衡殆的重点在"殆"，指一种平衡稳定状态下的牙齿咬合接触关系。殆平衡的重点在"平衡"，指某一种牙齿咬合接触关系时的平衡稳定状态；当然，也就有可能在这种接触关系时出现不平衡、不稳定状态。例如，对于戴用全口义齿的患者来说，要求前伸对刃咬合时的义齿需要达到平衡稳定状态，就称为前伸殆平衡；而描述这种对刃咬合平衡稳定状态下的上下牙咬合接触关系，称为前伸平衡殆。

（二）平衡殆的理论

Gysi（1908年）提出同心圆学说：认为髁道、切道和牙尖工作斜面均为同心圆上的一段截弧时为平衡殆，并依此理论设计了殆架，由此提出了五因素十定律。根据此理论，具有平衡殆的义齿，下颌在前伸及侧方的滑动过程中髁突与关节斜面、上切牙与下切牙切缘、上下后牙殆面均同时保持均衡接触。有平衡殆的义齿，有利于咀嚼功能的完成和无牙颌的保健。有关平衡殆的学说如今在排牙和选磨时仍有参考意义。

1. 五因素

（1）髁导斜度　下颌咀嚼运动过程中，髁突在关节凹内移动的轨迹称为髁道；下颌在做前伸运动时，髁突在关节凹内向前下方运动的轨迹称前伸髁道；髁道与眶耳平面的夹角称为髁道斜度。将人体的前伸髁道斜度转移到殆架上，称前伸髁导斜度，就是髁球沿着髁槽运动的矢状向轨迹与水平面的夹角。转移髁道斜度时需要获取前伸殆记录。

（2）切导斜度　下颌前伸运动时，下前牙切缘沿着上前牙舌面向前下方滑动的轨迹称切道；切道与眶耳平面的夹角称为切道斜度。将人体的切道斜度转移到殆架上称为切导斜度，就是殆架上切导盘与水平面的夹角。

（3）牙尖斜度或牙尖高度　下颌前伸运动时，下后牙牙尖的近中斜面与上后牙牙尖的远中斜面是相互接触的斜面，此牙尖斜面与各自牙尖底的交角称牙尖斜度（也称牙尖工作斜面斜度）。从牙尖顶向牙尖底所做的垂线是牙尖高度。

（4）补偿曲线曲度　为7-3|3-7颊尖顶连线形成凸向下的曲线曲度（图2-60）。曲度原本是指一段曲线的半径大小，从圆心到补偿曲线上的距离，人体平均为10.16cm。为了便于使用，现在以补偿曲线弦斜度来进行测量，即连接补偿曲线的两端成弦，此弦与眶耳平面向后形成的交角为弦斜度。弦斜度越大，补偿曲线的曲度越大。

（5）定位平面斜度　从上中切牙近中切角到7|7的近中颊尖顶相连形成的三角平面是定位平面；该平面与眶耳平面的夹角称为定位平面斜度（图2-61）。

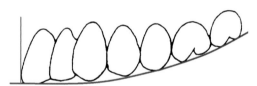

图2-60　补偿曲线曲度

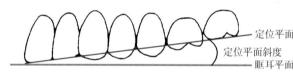

图2-61　定位平面和定位平面斜度

构成平衡殆的五因素，其中髁道斜度是人体所固有的，不能变动，切道斜度一般是10°～15°，考虑到美观，固位和功能也不能随意变动；由于成品人工牙牙尖斜度也较为固定，可选类型有限；定位平面斜度也因为殆堤位置的确定而不宜改动；最好的方法是调整补偿曲线曲度，就是在殆架上升高或降低人工牙后牙牙尖的位置，这一方法比较简单易行。

2. 十定律

（1）髁导斜度增加，补偿曲线曲度也增加。

（2）髁导斜度增加，定位平面斜度也增加。

（3）髁导斜度增加，切导斜度减小。

（4）髁导斜度增加，牙尖斜度也增加。

（5）补偿曲线曲度增加，定位平面斜度减小。

（6）补偿曲线曲度增加，切导斜度也增加。

（7）补偿曲线曲度增加，牙尖斜度减小。

（8）定位平面斜度增加，切导斜度也增加。

（9）定位平面斜度增加，牙尖斜度减小。

（10）切导斜度增加，牙尖斜度也增加。

为了更好地理解记忆五因素十定律，将五因素分别比作五个砝码，并将反变因素砝码置于同一侧盘中，将两侧砝码对等看作平衡（图2-62）。当某一砝码产生变化，为了获得平衡，就必须增减另一个砝码以保持平衡关系。

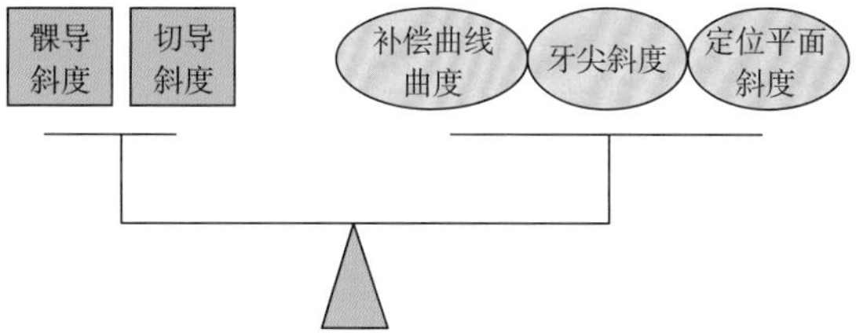

图2-62　五因素十定律天平

（三）非牙尖交错𬌗平衡的调整

1. 前伸𬌗平衡的调整

（1）前牙接触，后牙不接触　在𬌗架上打开正中锁将上颌体向后移动，模拟下颌前伸运动，此时上下前牙切缘相对，但后牙均无接触。通常是前牙排列覆𬌗深，切导斜度大而后牙补偿曲线太小，牙尖交错𬌗接触不紧或个别牙尖阻挡等原因造成的。其调整的方法为：①加大补偿曲线曲度。②在不影响美观和功能的前提下，可略降低下前牙并将切缘唇侧倾斜，减小前牙覆𬌗，或将上前牙稍向唇倾斜，适当加大前牙覆盖，以减小前牙切道斜度。③牙尖交错𬌗时，保持紧密接触，磨改个别阻挡的牙尖。

（2）后牙接触，前牙不接触　说明前牙覆𬌗过浅，后牙补偿曲线曲度过大，调整时先采取减小补偿曲线曲度的方法，必要时在不超出正常覆𬌗范围的情况下，可升高下前牙，加大前牙覆𬌗。

2. 侧方𬌗平衡的调整

（1）工作侧接触，平衡侧不接触　在𬌗架上正中锁被打开后，将上颌体向平衡侧移动时，工作侧上下后牙的同名牙尖有接触，而平衡侧相对牙尖无接触。这主要是平衡侧后牙横𬌗曲线过小造成的。调整时将平衡侧的上颌磨牙颈部更偏向腭侧，加大𬌗面向颊向的倾斜、使上颌磨牙舌尖略向𬌗平面下降，颊尖远离𬌗平面，相应抬高下颌磨牙颊尖，以达到侧方𬌗平衡。

（2）平衡侧接触，工作侧不接触　在𬌗架上做侧方𬌗运动时，工作侧相对牙尖无接触，平衡侧相对牙尖有接触，这主要是横𬌗曲线过大导致的。调整时主要采用减小横𬌗曲线的方法，有时也可直接向下压低平衡侧上颌磨牙的舌尖，同时升高下磨牙的舌尖。

四、临床试戴

试戴方法详见第5章第1节。

五、蜡基托成形

蜡基托成形是指义齿制作完成前磨光面形态的成形，包括唇颊侧和舌腭侧。经过临床试戴合适的义齿被送回技工室后就开始这项工作。

（一）固定蜡基托

义齿蜡型试戴后，需要再次确认人工牙排列的位置是否正确，原因是蜡的收缩率大，试戴过程中可能出现人工牙轻微移位。将蜡基托在工作模型上放置好，用热蜡刀将蜡基托固定在模型上。基托边缘伸展到模型移行沟内，边缘厚度为2.5～3.0mm。注意工作模型不要浸水，以防蜡型与模型封闭不严出现缝隙，在装盒时石膏进入缝隙导致完成后的义齿基托与患者口腔软组织不贴合，引起固位不良。

（二）上颌腭皱成形

目前对于是否需要在全口义齿上体现腭皱存在不同的看法。从腭皱本身的功能作用而言，目前认知主要认为其具有辅助发音和防止食团打滑的作用。从另一个角度看，或许美观仿生的效果更为技师所看重。腭皱成形常用的有三种方法。

1. 直接压贴蜡型成形法

（1）复制患者腭部石膏模型。

（2）在工作模型上标示腭皱印模区域，表面涂布分离剂。

（3）在模型表面均匀涂布液体石蜡（或将蜡片烤软至接近熔化状态，压贴在模型表面）。

（4）待蜡冷却硬固后，标注中线及切牙乳突中点的横线，形成十字线，取下蜡片。

（5）切除上颌殆托腭部蜡基托，将复制了腭皱的蜡片放入，注意中线一致。

（6）将蜡片周围固定封闭烫平，避免破坏腭皱区域。

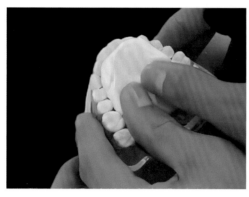

图 2-63　取硅橡胶印模

2. 间接压贴蜡型成形法

（1）挑选符合解剖数据平均值的临床上颌模型，标示印模区域。

（2）对标示区域进行硅橡胶印模（图 2-63），厚度以 2～3mm 为宜，并在硅橡胶背面标识中线及切牙乳突中点的横线，形成十字线。

（3）在硅橡胶组织面构筑 0.5mm 厚的蜡型（图 2-64）。

（4）酒精喷枪预热上颌殆托腭侧，相当于腭皱部分蜡基托，并将硅橡胶印模压贴在上颌殆托腭侧，注意中线和切牙乳突中点的标识一致（图 2-65）。

（5）用蜡刀烫接蜡衔接处，使之光滑流畅（图 2-66）。

（6）压贴时注意避免前牙受力移位，做好前牙弓的保护。

3. 滴蜡成形法　按照图示进行滴蜡成形即可（图 2-67）。

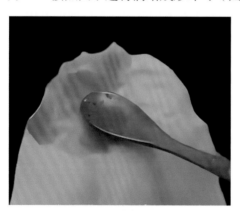

图 2-64　构筑蜡型

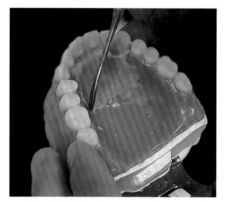

图 2-65　压贴成形

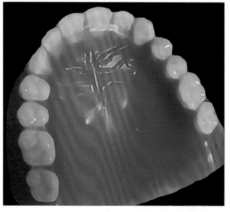

图 2-66　制作完成

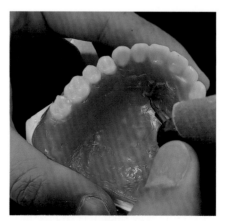

图 2-67　腭皱滴蜡成形

（三）唇颊、舌侧蜡基托成形

蜡基托厚度要求1.5～2.0mm，基托边缘及缓冲区稍厚，其余部分厚度应均匀一致，唇部、颊部基托厚度以试戴时调改后的厚度为准，不要随意增减，以保证面部美观。唇颊及舌侧磨光面基托应呈微凹面状，基托边缘用蜡封闭。

1. 人工牙的唇、颊面基托及牙龈雕刻

（1）将蜡熔融后，用蜡匙沿着唇颊侧牙龈和基托边缘均匀涂抹一定厚度（图2-68）。

（2）待蜡稍微冷却后，用小雕刻刀刀背进行唇颊侧颈缘线修整，暴露人工牙正常解剖外形（图2-69）。颈缘线要包绕牙冠颈部形成0.5mm宽的斜边，蜡刀与人工牙面成一定角度，一般前牙约60°，后牙约45°（图2-70）。颈缘线切忌做成内陷的凹沟状。

（3）龈乳突以下适当内收，形成龈外展隙。龈外展隙越深，牙冠立体感越强。前牙区形成深而低的龈外展隙较美观，后牙区龈外展隙不宜过深，否则易滞留食物。

（4）在基托唇颊面相当于人工牙牙根的部位，应该顺着牙根方向形成略微隆起的牙槽突，突起的明显程度与人工牙排列的唇舌向角度有关（图2-71）。前牙根部牙槽突以上颌尖牙最明显，中切牙次之，侧切牙最小；下颌前牙为尖牙最明显，侧切牙次之，中切牙最小。后牙根部外形隆突不宜太明显，前磨牙处几乎无突度。根部牙槽突从颈部向基托边缘逐步移行，约为牙颈部至基托边缘的2/3。

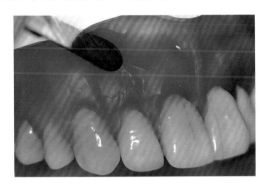

图2-68 基托加蜡

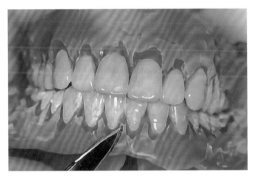

图2-69 雕刻颈缘线

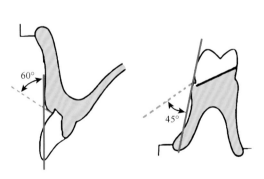

图2-70 蜡刀与人工牙面角度

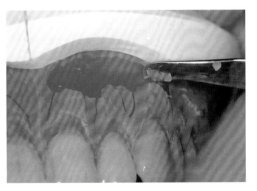

图2-71 雕刻牙槽突

（5）通过牙龈的处理，可以显露牙冠的长短，一般根据患者的年龄特征设计牙龈退缩的程度，以达到义齿的仿真效果。

2. 人工牙的舌、腭面基托及牙龈雕刻

（1）舌、腭面基托与舌接触，直接影响到患者的发音。因此，需要恢复天然牙列时舌、腭侧的形态，才能获得良好的发音效果。在上颌前牙区从牙颈部到腭侧的牙槽区之间形成S状的轻微隆起（图2-72）。

（2）上颌要求仔细将牙的颈缘线刻出来，使每颗牙能从蜡基托中分离出来，人工牙表面完全无蜡。后牙区在舌侧牙颈部和牙槽区之间形成轻微的隆突（图2-73）。

（3）龈外展隙应形成高而浅的形态，减少因突度过大造成的食物滞留、异物感等问题。

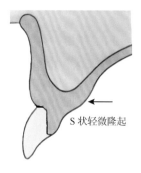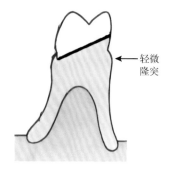

图2-72　S状轻微隆起　　　　　　图2-73　后牙腭侧形态

3. 基托最后成形

（1）修整基托的凹面外形，为便于观察基托形态，可在蜡义齿表面涂布婴儿爽身粉（图2-74）；注意基托边缘的圆钝。

（2）用雕刻刀将蜡基托修光滑，用酒精喷枪或充气喷枪对蜡型进行喷光处理，要求火焰尖而细，快速吹光。将基托表面多余的蜡刮除干净，用酒精吹灯将表面吹光；人工牙表面黏附的蜡膜，用酒精喷枪烫熔后，再用软布或纸巾擦至光亮。

（3）再次检查刮除人工牙表面的残余蜡，用酒精棉球擦拭干净（图2-75）。

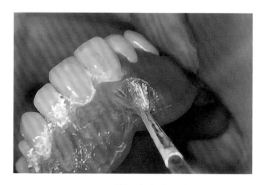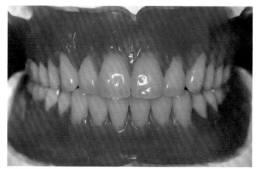

图2-74　基托涂布爽身粉　　　　　图2-75　光洁后义齿表面效果

第4节　全口义齿的制作完成和质检

一、全口义齿的制作完成

完成义齿蜡型后，先用石膏将其包埋固定于型盒中，加热去蜡后即形成石膏型腔，在型腔内填充树脂，经加热聚合后，人工牙与树脂基托连成一个完整的整体。再打开型盒从中取出义齿进行打磨、抛光处理，全口义齿制作即告完成。

（一）树脂成形

1. 热聚合注塑法

（1）流程　基托树脂粉液混合后装入注射管内—用专用的注射机将混合物加压（0.6MPa）注入型

盒阴模腔内—放入沸水中加压热处理（热聚合）。

（2）优点　①当材料聚合收缩时，可有材料进入型盒阴模腔中补充空隙，制作精密度高。②具有一定的韧性，因单体含量极小，生物安全性好。

（3）步骤

1）检查模型：确认蜡型、咬合关系，检查模型没有损坏，蜡型完整，蜡型边缘延伸到位，咬合点正常。

2）硅橡胶包埋：调制硅橡胶包埋义齿，等材料凝固后，取下硅橡胶，修整边缘，去除多余部分（图2-76）。

3）打充胶口和出胶口：充胶口在前牙舌侧；出胶口上颌在后堤区，下颌在磨牙后垫（图2-77）。

4）去蜡：①将义齿人工牙取下，将基托蜡型从石膏模型上去除（图2-78）。②煮蜡锅中加入水，加热，去除石膏模型和人工牙上的余蜡，干燥。

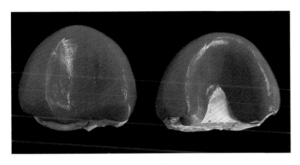

图2-76　硅橡胶包埋

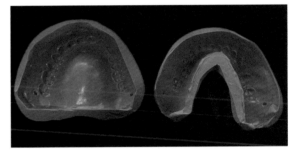

图2-77　打充胶口和出胶口

5）涂分离剂：用毛笔在石膏表面涂一薄层分离剂，须顺一个方向涂布，切忌反复涂擦（图2-79）。

6）固定人工牙：将人工牙对应放入硅橡胶阴模中，用胶水固定（图2-80）。

7）封住边缘：将石膏模型放回硅胶阴模腔内，用胶水将模型和硅胶边缘封闭。

8）调胶：按厂家提供的比例，将牙托水和牙托粉混合，轻微搅动，顺时针调拌，搅拌2～4次，调拌均匀后封盖待树脂充分聚合，一般为5分钟左右（根据温度来决定）。待树脂处于不稀不稠且具有较好流动性状态时，将调好的树脂倒入注射器内，将注射器的空气排完，等注射器内的树脂反应到黏丝期时注胶（图2-81）。

9）注胶：将注射器放在压胶机上，注射口卡进注胶口，踩下脚踏，开始注胶。待树脂从出胶口溢出，用手指稍微堵一下出胶口，增加注胶压力。每个模型最好再补一次胶（图2-82）。

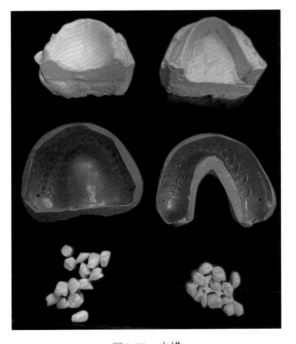

图2-78　去蜡

10）煮胶：压力聚合器锅中放入适量净水，放入模型，高温高压15分钟完成煮胶。然后按下放气开关，开盖取出模型。

11）开盒：将硅胶去除，进入下一步抛光打磨工序（图2-83）。

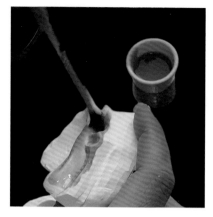

图 2-79 涂分离剂

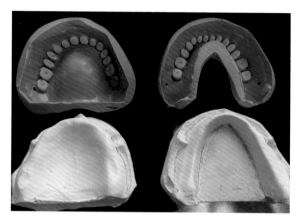

图 2-80 固定人工牙

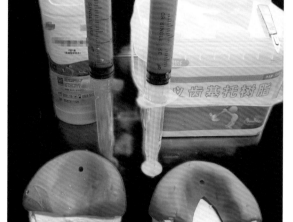

图 2-81 调胶

2. 传统填压法

（1）装盒 全口义齿的装盒是在型盒内用石膏将带有义齿蜡型的模型按一定方式进行包埋，形成蜡型的阴模，以便于树脂替换蜡型。

全口义齿的装盒采用反装法，即将模型包埋固定于下半型盒内，人工牙、基托完全暴露，翻转到上半型盒内。该法操作简单，优点是包埋及聚合操作中不易失败。但在上、下层型盒之间容易产生树脂飞边，易使义齿咬合升高。装盒有以下主要步骤。

1）模型准备：将完成蜡型的模型从𬌗架上取下，将模型浸泡在清水中，吸足水分，以免装盒时吸收装盒石膏的水分使石膏凝固加快，模型吸水膨胀加大，不便于操作，且可导致装盒包埋不结实。浸湿后的模型也便于修整。

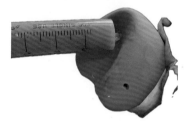

图 2-82 注胶

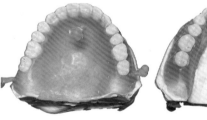

图 2-83 开盒

2）选择型盒（图 2-84）：型盒是由上层型盒、下层型盒和顶盖三部分组成，通常有大、中、小三个型号。应根据模型的大小选择合适的型盒，保证模型的四周有足够厚度的石膏包裹，人工牙的𬌗面与上层型盒顶盖之间至少要保持 10mm 的间隙，以免顶部石膏过薄，充胶时被压坏而影响义齿的咬合高度。型盒的上、下层和顶盖应对合良好、完整无损。下层型盒有可卸底板者，一定要嵌合紧密。

3）装下层型盒（图 2-85）：①在振荡器上调拌石

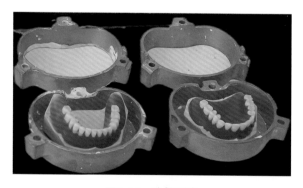

图 2-84 选择型盒

膏，将其倒入内壁涂有凡士林的下层型盒中，不要倒满，达1/3即可，轻轻振荡型盒，有效排出石膏中的气泡。②将带蜡型的模型压入石膏浆中，使其前后左右的位置适中，上颌义齿要前高后低，以减少倒凹区。③用石膏将模型全部包埋，将人工牙及蜡基托完全暴露。④在石膏接近凝固前，用毛笔在缓慢流水下，将包埋石膏表面抹平，形成光滑、无倒凹区的自然衔接形态。⑤用水洗净人工牙、蜡基托表面及型盒边缘石膏。⑥待石膏结固（约30分钟）后，其表面均匀涂一层分离剂。

4）装上层型盒（图2-86）：①将上层型盒放置于下层型盒上，检查上、下层型盒是否紧密接触。②调拌石膏，勿过稠，并在振荡器上灌注石膏进行包埋。为防止牙颈部和牙间隙处产生气泡，可用排笔蘸石膏浆在这些部位先涂布一层。③石膏浆注满上层型盒后，加盖、放压榨器上压紧，防止石膏凝固膨胀。

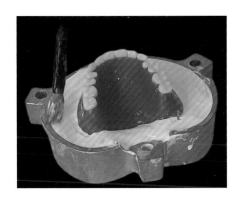
图2-85 装下层型盒

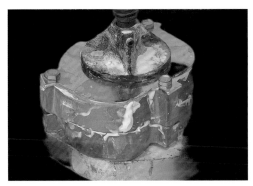
图2-86 装上层型盒

🔗 **链接** 装盒的方法

装盒的方法有多种，有正装法、反装法和混装法，各有各自的适应证和优缺点。

1. 正装法 又称整装法，是将模型、支架及人工牙的唇（颊）面包埋在下层型盒内，只暴露人工牙的腭（舌）面及蜡基托的光滑面。待石膏硬固后，涂以分离剂，装上层型盒。适用于前牙缺失而无唇侧基托的可摘局部义齿，主要优点是卡环和人工牙不易移位。

2. 反装法 又称分装法或倒置法，将模型固定在下层型盒的石膏内，人工牙、支架、蜡基托全部暴露在外。上层型盒装好加热去蜡后，人工牙和支架全部翻制在上层型盒石膏内，以后在上层型盒内充胶。适用于全口义齿的装盒，缺牙较多的义齿也可以采用此种方法。

3. 混装法 又称混合法，是将模型和支架包埋固定在下层型盒内，人工牙和蜡基托暴露在外，灌制上层型盒后，人工牙即翻制在上层型盒石膏内，充填树脂分别在上、下层型盒内进行。适用于可摘局部义齿。

（2）去蜡 型盒灌注完成后约30分钟，待石膏完全凝固变硬后才能进行去蜡。

1）将型盒置于70℃以上热水中浸泡约10分钟，蜡受热软化。注意：若浸泡时间过长，蜡熔化浸入石膏模型中，影响涂布分离剂；若浸泡时间过短，蜡质软化不够，分离型盒时易损坏石膏或造成支架移位。

2）用石膏刀撬开上、下层型盒，去除软化的蜡。

3）在流动沸水下，冲尽残余的蜡。在除蜡过程中注意勿将人工牙及附件冲洗丢失，如有脱落，注意保管，待除蜡后再放回原位（图2-87、图2-88）。

4）用小雕刻刀修去石膏印模锐利的边缘，以免充胶时石膏破碎而被压入塑料内。

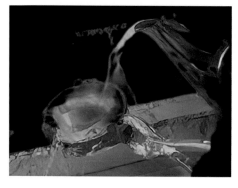
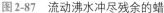

图2-87 流动沸水冲尽残余的蜡

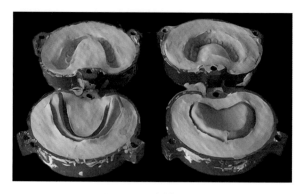

图2-88 去蜡

5）待型盒仍有余温时在上、下层型盒的石膏表面涂布分离剂，防止石膏吸收树脂的单体，以保证义齿基托组织面的光滑。注意石膏表面的分离剂涂布要均匀，不能局部过厚，切勿反复涂擦，以免破坏已形成的薄膜。人工牙表面不能涂分离剂，否则将影响与基托树脂的结合。

（3）充胶

1）调拌树脂：根据基托的大小与厚度，按照树脂基托的材料要求，严格遵守水粉比例，调拌适量的树脂。实际操作时，是将适量的粉体放于清洁的调拌杯中，由杯的边缘缓缓滴入单体，至粉体全部浸湿。用不锈钢调拌刀搅拌均匀后加盖，以免单体挥发。单体不宜过多，因单体加热聚合后，体积收缩大。搅拌要均匀，以免颜色深浅不一。

2）填充树脂：树脂调和后的反应时间与室温的高低有密切关系，一般应在室温20℃左右进行，在调拌后15～20分钟达到面团期，持续约5分钟，树脂填塞应在此期进行。用手将树脂揉捏均匀后，填入型腔。

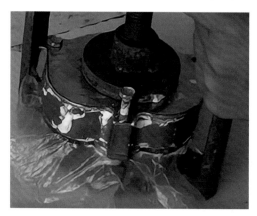

图2-89 试压

3）试压：在上、下层型盒之间隔以湿的玻璃纸，闭合上、下层型盒，放在压榨器下缓缓加压，使上、下层型盒完全密合（图2-89）。分离型盒，揭去玻璃纸，检查树脂的填塞量是否合适。注意若边缘有多余的树脂挤出，树脂表面光滑无皱纹，说明树脂的量已足够。若边缘无树脂挤出，树脂表面不光滑，出现皱纹，说明填入的树脂不足，应当适当添加树脂，隔上湿的玻璃纸，再次加压。打开型盒，揭除玻璃纸，切除多余飞边并在人工牙盖嵴部涂少量单体。

4）闭盒：将上、下层型盒闭合，放于压榨器内压紧固定。

🔗 **链接** 型盒的压榨方法

常用的型盒压榨器有两种，一种是手动式，另一种是液压式，因此型盒的压榨方法也包括手动和液压两种。

1. 手动压榨法

（1）检查压榨器各部件是否完好。

（2）逆时针转动手柄，使上加压台升起，以便放置型盒。

（3）根据压榨器和型盒的大小放置不同数目的型盒，一般常用的压榨器一次可以压榨2个型盒。

（4）顺时针转动手柄进行型盒的压榨，直到加压台与型盒紧密接触，手柄无法再转动为止。

（5）热处理结束后，逆时针转动手柄放松压榨器，取出型盒。

2. 液压压榨法 是利用液压装置对型盒加压，与手动压榨器相比具有加压力量大、压力稳定、操作轻松的特点。

（1）使用前要检查压榨器各部件是否完好，减压阀是否处于放松位置。

（2）逆时针转动手柄，升起上加压台，以便放置型盒。

（3）在下加压台上放上1～2个型盒，顺时针转动手柄，使上加压台与型盒紧密接触。

（4）旋紧减压阀，反复压动加压杆给型盒加压，观察压力表上的读数，一般压力应不超过200atm（1atm=101.325kPa）。

（5）热处理结束后，放松减压阀，逆时针转动手柄升起上加压台，取出型盒。

（4）热处理　目的是使树脂在一定的压力和温度下发生聚合反应变成坚硬的固体，使义齿成形。热处理可采用湿式聚合法（水浴加热法）和干式聚合法两种，目前常采用湿式加热法（图2-90）。

🔗 **链接** 热处理的方式

1. 湿式聚合法（水浴加热法）

（1）将型盒置于70～75℃水中，恒温1.5～2.0小时，然后升温至沸腾，保持0.5～1.0小时。此方法速度最快。

（2）将型盒置于温水中，缓慢加热，在1.5～2.0小时内缓慢匀速升温至沸腾，再维持0.5～1.0小时。此方法最简便。

（3）将型盒置于70～75℃水中，维持9小时以上。此方法基托性能最好。

2. 干式聚合法　利用压榨器上下加压台中的热源加热使树脂聚合；使用配套的非金属型盒及树脂，在微波炉产生的微波下使树脂聚合。

不论采用哪种方法进行热处理，切忌加温过快过高，以免树脂基托内形成气泡。热处理后的型盒应慢慢冷却，不能骤冷，以免基托内部发生应变。

（5）开盒

1）型盒经热处理后在水中自行冷却，水温降至50℃以下时，出盒最适宜。因为从100℃降至50℃以下需较长的时间，树脂中残存的游离单体可以得到有效释放，而且此时的石膏也较松软，容易出盒。出盒温度过高，容易导致基托变形、龟裂；温度过低，或离水干燥后，石膏变硬，出盒比较困难。

2）将型盒从压榨器中取出用小刀在上、下层型盒之间撬动，分离上、下层型盒（图2-91）。如果型盒不易分离，用木槌轻轻敲击型盒四周即可将上、下层型盒分开。再用木槌敲打型盒底部的活动底板，则整块石膏即可由型盒内脱出。用石膏剪剪去包埋石膏以暴露模型，注意保证模型的完整，不损害人工牙及基托，不使义齿与模型分离。

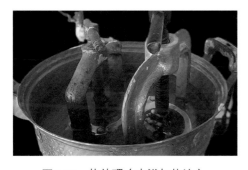 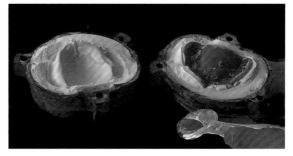

图2-90　热处理（水浴加热法）　　　　　图2-91　开盒

（二）树脂成形中常见的问题及处理

1. 咬合增高

（1）原因　通常是由于充胶时树脂过硬、填塞过量造成；型盒未压紧也可造成咬合过高。另外，装盒石膏的强度不够，在型盒压榨过程中石膏被压缩，也可能造成咬合过高。

（2）处理　可以调磨人工牙的𬌗面，降低咬合。义齿基托如果过厚，可以磨改基托的磨光面，使厚度适宜，不能磨改基托的组织面，以免影响固位。如果义齿咬合增高严重，调𬌗后人工牙冠变短明显，影响美观，则应当重新制作义齿。

2. 基托颜色不一致

（1）原因　树脂调拌不匀；树脂过硬；局部单体的挥发；充填时手或器械不干净；反复多次添加树脂等。

（2）处理　需要将颜色斑驳的部分磨除，重新充胶。

3. 人工牙和基托树脂连接不牢

（1）原因　填塞时间相隔过长，人工牙盖嵴部和树脂表面单体挥发；树脂充填不紧；试压后玻璃纸未去除干净；分离剂涂布过多；关闭型盒前牙冠与基托之间未加单体进行溶胀等。

（2）处理　在脱落的人工牙盖嵴部钻孔，形成固位形，将相应基托部位磨去一层，在基托和人工牙盖嵴部滴加单体溶胀，用自凝树脂将人工牙与基托连接起来。也可以用热凝树脂修补。

4. 基托产生气泡

（1）原因　①单体过多：在聚合过程中，体积收缩增加，且不均匀，可见有不规则的大气泡分布在基托表面各处。②单体过少：聚合体溶胀不充分，在整个基托内可见有分布均匀的微孔存在，出现基托发白现象。③填塞树脂的时机不当：填塞过早，在基托内留下不规则气泡；填塞过迟：调和物变硬，易形成填塞缺陷。④热处理时加温过高过快：使部分单体挥发，基托内部形成微孔，多发生在基托较厚的部分。⑤填塞时压力不够：在基托表面产生不规则的较大气泡或孔隙，尤其在基托细微部位形成不规则缺陷性气孔。

（2）处理　如果气泡体积较大，可将气泡表面磨开，用自凝树脂或热凝树脂修补；若为弥散分布的小气泡，则应当将有气泡的基托全部磨去，用蜡型恢复基托外形，再用热凝树脂常规装盒充胶。

5. 义齿变形

（1）原因　①装盒不当，有倒凹区形成，在填胶过程中使模型损坏。②填塞树脂时机把握不当，在面团期后填塞，树脂变硬，可塑性小，填塞后加压容易使人工牙移位。③基托的厚薄明显不均匀，聚合收缩大小不一致，也可以使基托变形。④热处理加温过快，塑料外层聚合快而中心部分聚合慢，不均匀的聚合收缩致基托变形。⑤热处理后，型盒骤然冷却，可导致塑料各部分收缩不一致而致基托变形。⑥开盒过早，基托尚未完全冷却变硬，也易使基托变形。

（2）处理　如果是个别人工牙变形，可将变形的部分磨去，重新在正确的位置排列人工牙，再用自凝树脂或热凝树脂修补。若义齿整体变形，一般需要重新制作义齿。

（三）二次上𬌗架调𬌗

选磨是为了调磨牙尖交错𬌗的早接触，使牙尖交错𬌗达到广泛均匀的接触和稳定的尖窝关系，并调磨长正中、侧方𬌗和前伸𬌗时的牙尖或斜面干扰，达到平衡𬌗接触。

如果全口义齿的排牙是在简单𬌗架上完成的，或者虽然使用可调式𬌗架，但上𬌗架时并未使用面弓转移，将患者下颌对上颌的位置关系转移到𬌗架上，或者未用前伸𬌗记录将患者的髁道斜度转移到𬌗架上成为髁导斜度，那么选磨是不够准确的。如果全口义齿排牙仅是按照"常规排列"进行的，虽然能达到牙尖交错𬌗的平衡𬌗接触，但不一定能达到前伸𬌗和侧方𬌗平衡。为了获得可靠的前伸平衡𬌗和侧方平衡𬌗，要经过选磨，即使用了面弓和可调节𬌗架，但因任何𬌗架都不可能完全模拟患者的下颌运动，也需要做个别调磨。当然不能因选磨而降低了义齿的垂直距离，否则会得不偿失，影响义齿质量。另外，全口义齿装盒、填胶等工序操作有误时，也会使义齿的𬌗关系受到影响。因此，需把聚合后的义齿重上𬌗架，完成选磨。

🔗 **链接** 重上𬌗架的各种方法

1. 分离复位法 是上𬌗架后，上下颌模型能自由装卸，并依然恢复到𬌗架上的原位。分离复位法用于重上𬌗架的前提条件是开盒时确保模型完整，并使义齿与模型连接成一整体。

2. 典奇复位记录法 为使聚合后的义齿重新回到𬌗架的原有位置，在包埋蜡义齿前，预先获取上颌义齿的切缘及其牙尖的石膏牙痕记录，该记录称为典奇复位记录。把聚合后的义齿与记录对位密合后重上𬌗架，恢复到𬌗架上蜡义齿阶段的原有位置。

3. 面弓法 是义齿经过试戴，用面弓记录颞下颌关节与上颌的位置关系，重新把上颌模型上𬌗架的方法。

---

1. **牙尖交错𬌗检查** 先作牙尖交错𬌗检查，用咬合纸检查牙尖交错位的咬合情况，要求达到最广泛的均匀咬合接触。使𬌗架做开闭运动，或在按紧咬合情况下将咬合纸拉出，观察所形成的咬合印迹，如接触点少，则这些点为早接触。早接触通常出现在功能尖和其相对的中央窝和近远中边缘嵴之间。正常排牙的情况下，功能尖是指上舌尖和下颊尖。由于功能尖有维持义齿高度的作用，并且在侧方𬌗运动中，功能尖与对颌功能尖和非功能尖都有接触关系，因此选磨牙尖交错𬌗的早接触时，主要选磨与早接触功能尖相对应的近远中边缘嵴和中央窝，而不轻易调磨功能尖。

2. **非牙尖交错𬌗检查** 在确保牙尖交错𬌗的垂直距离不发生改变，牙尖交错𬌗呈现左右基本均匀分布的𬌗接触关系后，可进行侧方及前伸运动的咬合检查。

（1）侧方𬌗检查

1）拧开正中锁，使上颌体向一侧接触滑动，要求切导针保持与切导盘侧斜面的滑动接触。上下牙之间可放不同颜色的咬合纸，判定侧方𬌗时工作侧和平衡侧后牙接触情况，要求工作侧同名牙尖至少有两点接触，同时非工作侧异名牙尖至少有一点接触，即达到侧方平衡𬌗（图2-92）。

2）工作侧的选磨以不改变垂直距离为原则，仅选磨上颌颊尖和下颌舌尖的𬌗干扰，基于𬌗小面，达成两侧𬌗平衡，在上颌舌尖和下颌颊尖的斜面上必须形成与运动方向一致的𬌗小面。

3）在平衡侧，上颌舌尖与下颌颊尖的内斜面上可能会有𬌗干扰，需沿运动方向去除𬌗干扰，形成平衡𬌗小面，使正中𬌗的上下颌人工牙之间不出现大缝隙，保持上下颌良好的嵌合性。

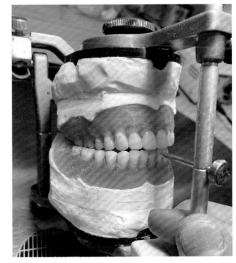

图2-92 侧方𬌗检查

4）侧方𬌗选磨时要特别注意上下尖牙可能会妨碍侧方𬌗运动的进行。选磨部位为下尖牙的唇斜面或上尖牙的舌斜面，通常以选磨下尖牙为主，选磨上尖牙时要注意美观，不可选磨过多而短于上切牙。

5）渐进式选磨工作侧与平衡侧的𬌗干扰，逐步呈现流畅的侧方运动。以牙尖交错𬌗切导针触及切导盘为标准，检查侧方运动时切导针与切导盘的关系，让切导针与切导盘保留0.5～1.0mm的间隙，以此作为后续自动研磨的空间。由此完成侧方运动的选磨。

（2）前伸𬌗检查

1）放松两侧髁球，推上颌体直向后，模拟下颌前伸，要求切导针保持在切导盘斜面上接触滑动。要求前牙区至少有一点接触，同时两侧后牙区至少各有一点接触，即达到前伸三点𬌗平衡。上下前牙呈对刃状，用不同颜色的咬合纸检查前牙接触及后牙平衡牙尖接触情况（图2-93）。

2）前牙有𬌗接触，而后牙无𬌗接触时，沿运动方向选磨上前牙的切缘舌面和下前牙的切缘唇面，由此确定上前牙切缘的位置。为体现上前牙的美观，其切缘以呈现自然磨耗的形态为宜。上下前牙切缘均不得选磨过多，否则将影响美观。

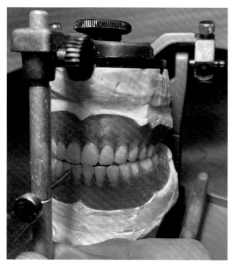

图2-93 前伸殆检查

3）后牙接触而前牙不接触时，可根据印迹，选磨上牙尖的远中斜面或下牙尖的近中斜面，直到前后牙至少达到三点接触为止，不必强求达到完全接触的前伸平衡。

3. 选磨后的检查 选磨的检查标准，不仅取决于切导针与切导盘之间缝隙的减少程度，还需要在牙尖交错殆上下颌支持尖与对应的窝或边缘嵴上有均匀的殆接触，且能流畅地进行前伸、侧方运动。完成上述选磨后，为了满足后续自动研磨的需要量，切导针需与切导盘保持0.5～1.0mm间隙。

4. 选磨的注意事项

（1）保持垂直距离，避免选磨支持尖而降低垂直距离。

（2）保持殆面形态，避免调磨过多而将人工牙殆面的牙尖和沟窝形态磨除。

（3）选磨时应单颌调磨，少量多次。每次调磨后要重新检查咬合，调磨过的接触点应保持接触，避免使高点变低殆。调磨接触点越多，越能逐渐达到多点接触甚至完全接触殆平衡。

5. 自动研磨 为使选磨形成的殆小面与殆架的运动方向一致，在经选磨的上下牙列间置入碳化硅粉末和甘油的混合体，合拢殆架的上颌体，双手握紧殆架，使殆架做前伸、侧方及中间运动，以此使殆小面之间互相搓磨。

自动研磨需要注意如下事项。

（1）自动研磨不适用于上下颌人工牙材质不同时。

（2）使用细型碳化硅粉末，并尽量少放。若磨料过多，易造成过度研磨，并使牙尖斜度过小，反而会丧失平衡殆。

（3）做侧方及前伸运动时，用手轻轻按压殆架的上颌体。若运动的力量太大，人工牙会发生损坏。

（4）自动研磨一次以左右侧方运动10次为限。前伸、侧方运动范围以呈前牙对刃或尖尖相对为标准。

（5）在自动研磨前，切导针与切导盘之间留有轻微间隙，随着自动研磨的深入，该间隙逐渐变小，直至消失。

（6）每次自动研磨后，需擦拭掉磨料，检查从牙尖交错殆到对刃殆的过程中，切导针在切导盘上的接触滑动状态，以此确定后续自动研磨量。

（7）需用细小的车针沿窝沟重新开沟，并把殆小面锐利的边缘磨圆，以防损伤颊黏膜或造成人工牙的折裂。

（8）用硅橡胶车针轻轻打磨、抛光殆小面。

（四）打磨抛光

打磨抛光是全口义齿制作工艺的最后一道工序，通过磨光可以使义齿异物感减小，与唇、颊、舌等组织光滑接触，提高咀嚼、发音和吞咽等功能；减少食物残渣及色素的沉积；改善美观等。

调殆后，从殆架上取下模型，从模型上分离义齿。为检验打磨后基托的外形及系带区是否合适、义齿与基托的密合度以及基托后缘的情况，分离义齿时，应该尽量不破坏模型。用石膏剪从基托的唇颊侧剪去模型石膏，义齿即可由模型上取下。避免从基托舌侧剪石膏，因为容易造成义齿基托的折裂。

分离义齿后，用雕刻刀刮去基托组织面黏附的石膏并用水冲洗干净。如果充胶时模型上的分离剂没有涂好，则石膏黏附在基托上不易去除，通常采取30%枸橼酸钠过饱和溶液浸泡义齿2小时，再置于清水中洗刷，残存的石膏碎屑即可去净。

打磨需要合理使用工具，按照先磨平、后磨光的顺序进行。

1. 打磨

（1）粗磨 主要是磨去基托过长的飞边，以及过厚、过凸磨光面，也包括组织面倒凹区过大的部分。由于磨除的量较大，故应使用大砂轮、粗磨头、碳化钙磨头等工具。粗磨时应注意支点，防止打滑而伤及基托或人工牙（图2-94）。

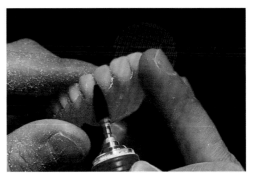

图2-94 打磨

1）基托边缘的打磨：①基托需重现口腔前庭沟的形态，利用黏膜切实达到边缘封闭的作用。因此，打磨时仅需去除义齿的飞边，确保基托边缘稍厚的形状，不得把基托边缘磨薄磨短。②上颌义齿后缘设置在颤动线上，仅后堤区的基托边缘嵌入黏膜，打磨时不得缩短。③上唇系带的形态因上唇的运动而变化。上颌义齿的唇系带"V"形切迹需避让系带的可动范围，切迹的深度和宽度需能容纳系带运动。切迹两侧基托边缘的厚度应较薄，并与侧方的基托形态流畅衔接。难以确定系带的可动范围时，应在临床上用检查义齿密合的材料谨慎地预备系带的切迹，以防影响边缘封闭，造成义齿脱位。④颊系带的形态受周围肌群的影响，颊系带切迹也不能影响颊系带的运动，需具备一定的深度和宽度。通常，下颌颊系带的位置受颌骨吸收的影响，其附丽形态及其位置大多不够明晰；而上颌颊系带则能较清晰地记录在印模上，打磨时不得改变切迹应具备的正确形态，且需保持光洁。⑤舌系带与口底连接，为不妨碍舌的运动，其切迹需具备适当的宽度与深度，能容纳舌系带运动。同时，切迹两侧相邻的基托厚度需较薄，并向侧方流畅衔接。在打磨阶段可预先形成容纳舌系带的最小切迹，其最终形态在试戴义齿时由临床修改确定。

2）磨光面的打磨：上颌前牙区需充分体现基托的美观性，其他区域以有利于义齿的固位和稳定为主，使其与周围肌群的运动相协调。要用精修钻和白矾石进一步调整义齿基托的厚薄及外形。牙颈部的邻间隙、根部隆突和基托的凹面处应尽量少磨或不磨，以保持蜡型所达到的光洁度。去除舌侧基托的飞边，但应保留舌侧基托应有的高度。腭侧基托远中边缘应为斜坡状，但唇颊侧及下颌舌侧口底处基托的边缘不能磨成刀刃状，可将磨石与之成锐角或垂直磨改，使边缘具有一定的厚度而圆钝。用刀边砂石可形成唇、颊、舌系带切迹。粗磨时施加的压力应先重后轻，使义齿磨光面逐渐打磨平整。

要特别强调的是，在蜡型基托制作时确定好适当基托厚度，可以极大地减少打磨的工作量，提高工作效率。

3）组织面的打磨：为保证义齿与口腔黏膜的密合，义齿组织面不得轻易打磨。通常将组织面视觉可见的小瘤用圆钻、裂钻或小号的柱形砂石磨去，再用手指轻微触摸组织面，对明显锐利的表面进行光滑处理。

（2）中磨 主要是修整义齿的外形后，用细砂纸条或硅橡胶磨头打磨义齿磨光面和义齿边缘。按由粗到细的顺序，使用各种打磨器具，向粗磨痕迹的方向打磨，消除粗磨留下的打磨划痕。中磨越充分就越有利于最终抛光。

🔗 链接 切削工具

1. 金刚石钻针及磨轮 切削效果非常好，但切削金属和树脂等韧性、塑性较大的材料时易引起表面淤塞，一般只能用于在冷却水冲刷的条件下切削牙体硬组织、陶瓷等硬而脆的材料，不宜加工金属、塑料等韧性、塑性较大的材料。

2. 金刚砂钻针及磨头 成分为碳化硅，硬度仅次于天然金刚石。可制成不同颗粒大小和不同形态的钻针、磨轮、磨片，或粘接做成砂布、砂纸，有时和刚玉一起制成磨具使用。可用于切削牙体组织、金属及树脂类修复体。

3. 碳化钨钻针　即钨钢车针，是一种硬质合金。有低速、高速之分。主要用于切削牙体组织及金属制品，也可用于抛光。

4. 钢钻针　一般用工具钢制作，可用于切削、打磨牙本质。缺点是不耐磨、寿命短，不适用于高速切削。切削端外形与碳化钨钻针类似，有圆形、反锥形、圆筒形等。

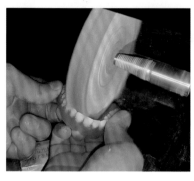

图 2-95　抛光

2. 抛光（细磨）　主要目的是提高磨光面的光亮度，提高戴用义齿的舒适度。磨光时要掌握力度，力度过大会产生磨痕，力度过小会降低效率（图 2-95）。

（1）用黑毛刷打磨牙间隙　黑毛刷的长度最好为 1.5cm，软硬度适宜，且富有弹性。手法是短促有力地间断加压，并不停地加上磨光粉糊剂（浮石粉），既可保持基托表面的湿润，起到降温作用，又可增加磨光工具与基托之间的接触面积，提高磨光效率。

（2）用布轮打磨基托磨光面　使用湿布轮打磨基托磨光面也必须不断地添加磨光粉糊剂。义齿要边磨边转动方向，注意掌握用力的大小，避免形成某一个方向的沟槽。上颌义齿腭侧窄而深者，布轮无法深入，可换用绒轮磨光。

（3）用白毛刷抛光　要求白毛刷长而柔软，磨光时要加氧化锌糊剂。氧化锌颗粒有粗细之分，粗颗粒磨光效率高，但易留下磨痕；细颗粒磨光效率低，但磨光效果好。

（4）蒸气清洗　用蒸气清洗机对打磨抛光完成后的全口义齿进行清洗。

抛光过程中要不断添加磨光粉糊剂，布轮应保持湿润，以免摩擦产热烧坏义齿；随时转换义齿位置，要从不同角度抛光义齿，使抛光均匀；用力应均匀，义齿应拿稳，避免义齿飞出摔断折裂。

链接　抛光工具

1. 抛光轮　用布或皮革制成的圆盘，多配合含氧化铁、氧化铬的抛光膏使用。
2. 毡轮　用毛毡制成的磨轮，与打磨抛光材料配合使用。
3. 毛刷轮　用猪鬃或马鬃制作的，配以浮石、硅藻土、石英砂、碳酸钙等使用。
4. 硅橡胶模具　用于牙体、树脂、陶瓷、金属等材料的打磨抛光。

3. 打磨抛光的常见问题及处理

（1）基托在打磨抛光后容易折断

1）原因：打磨过程中打磨过多使基托过薄，强度降低；抛光时用力不当，使基托受力过大引起折断；基托也可能在打磨抛光过程中飞出，摔在地上引起折断。

2）处理：见基托折断的处理。

（2）基托与模型不贴合

1）原因：在塑料成形过程中施加压力不够，使塑料模型不够贴合；也可能是组织面打磨过多而引起；基托的变形也可引起与模型的不贴合。

2）处理：施力不够或组织面打磨过多引起与模型不贴合，可采用重衬的方法来恢复与模型的贴合；若是基托变形引起的，则只能重新制作。

（3）基托抛光不良

1）原因：是打磨抛光方法不对，未按照打磨抛光的原则进行；也可能因为采用的工具不恰当。

2）处理：按照打磨抛光的原则及方法，选择合适工具重新操作。

（4）打磨抛光后人工牙损伤、变形

1）原因：打磨抛光过程中支点不稳可引起人工牙损伤；也可能在操作过程中没有保护好人工牙而产生损伤、变形。

2）处理：按照修理义齿的方法对人工牙进行修补。

二、全口义齿的质检

在定制式义齿生产企业，制订有效的过程检验标准和义齿终检标准是质量管理的重要而又关键的步骤。专职检验人员负责检验，以保证产品生产质量的高度一致性。通过质检保证所有交付的产品符合质量标准和顾客要求。

（一）设计单检查

1. 模型编号与设计单编号必须一致（图2-96）。

2. 缺失牙位、设计种类和数量与设计单要求完全相符。

3. 模型的附件（𬌗架及旧义齿等）必须齐全。

4. 生产流程单填写必须规范。

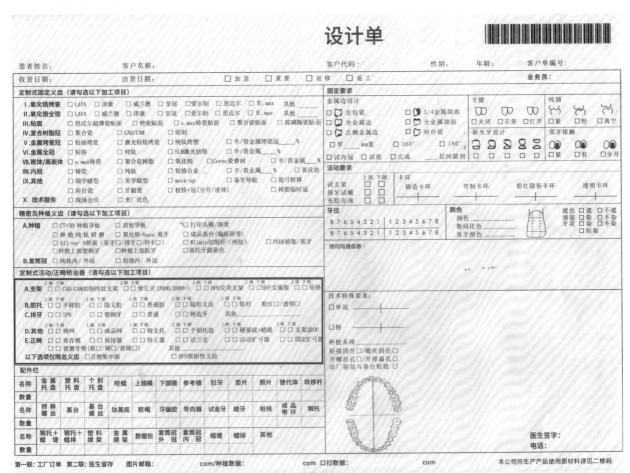

图2-96　义齿设计单

（二）出品件检查

1. 检查内容

（1）外观 ①义齿的基托不应有肉眼可见的气孔、裂纹。②义齿的组织面不得存在残余石膏。③义齿除组织面外，人工牙、基托均匀光滑。

（2）设计 义齿应按工作模型和设计文件制作，义齿应与设计的工作模型贴合，能顺利摘戴，就位后无摆动或翘动现象。

（3）制作 义齿的制作应使用具有医疗器械注册证书的义齿基托树脂、多层色合成树脂、铸造蜡、铸造包埋材料及其他按医疗器械管理的产品。

（4）排牙 人工牙数目与缺失牙数目相符、形态与颜色符合设计单记录；人工牙排列应符合口腔解剖生理要求，有正确的咬合关系。

（5）基托 形态自然，无锐边锐角，边缘须避让唇、颊系带；基托连接体不能外露；全口义齿的树脂基托部分最薄处应不小于2mm；边缘顺滑、无刺手感。

（6）充胶 塑料颜色自然、均匀，聚合良好，无气泡、杂质；红胶和白胶不能混杂；义齿基托树脂部分应具有良好的色泽稳定性。

（7）表面抛光 义齿抛光面的表面粗糙度应不大于0.025μm；表面必须平顺、光亮，无裂纹。

2. 检查方法和检验仪器

（1）外观上，义齿的基托不应有正常肉眼可见的气孔、裂纹。

（2）将义齿用气枪吹干后，义齿组织面不应有残留石膏。

（3）义齿除组织面外，人工牙、基托均应光滑，无抛光损伤。

（4）根据企业提供的义齿对应的设计文件和工作模型检查，配合实际操作验证，义齿应与设计的工作模型贴合，能顺利摘戴，就位后无摆动或翘动现象。

（5）查验供方有效合格证件。

（6）用标准比色板进行比较，义齿人工牙的颜色符合设计文件的要求。

（7）使用通用量具进行测量，全口义齿的树脂基托部分最薄处应不小于2mm。

（8）按定制式活动义齿方法进行检测，义齿基托树脂部分应颜色均匀，具有良好的色泽稳定性。

（9）用比较样块法或电测法规定的方法测试表面粗糙度。

3. 检验记录和报告 出厂检验按定制式活动义齿注册产品技术要求规定的出厂检验项目进行。检验室检验人员应填写定制式活动义齿检验报告，判定为合格的产品，检验报告应有检验人和复检人签字，仓库保管人员根据定制式活动义齿检验报告办理入库手续；判定为不合格的产品，放入不合格区，按规定处置。

医者仁心　　　　　　　　　　**从油画高才生到口腔修复专家——孙廉**

　　中国著名的口腔修复学专家，口腔医学美学的开创者之一，曾任北京医科大学（现为北京大学医学部）教授。孙廉（1923—1999）教授早年就读于北平艺专（中央美院前身）油画系，1950年毕业于北京大学医学院（现为北京大学医学部）口腔专业并留校任教。因为有极好的美术基础，孙廉教授讲课图文并茂，现场绘图讲解，通俗易懂，学生过目难忘。在他编写的书籍里，插画也都是自己亲手绘制。为了让来自全国各地的患者能早修复、少跑路，在临床上遇到复杂或难度大的修复案例，他总是到技工室亲自制作。他谦和友善、兢兢业业的工作作风和严谨认真、言传身教的科学态度，至今仍是后来者的榜样。1991年，孙廉教授主持编写了我国第一本口腔医学美学著作《美学与口腔医学美学》，与1994年孙少宣教授编写的《口腔医学美学》一起，开创了当代中国口腔医学美学学科的先河。

自 测 题

1. 全口义齿基托的边缘封闭区域是（　　　）

   A. 上颌前后颤动线之间　　B. 上颌牙槽嵴

   C. 远中颊角区　　　　　　D. 下颌牙槽嵴

   E. 下颌舌骨嵴

2. 在下列无牙颌解剖标志中哪个不需要缓冲（　　　）

   A. 下颌突　　　　　　　　B. 颧突

   C. 舌侧翼缘区　　　　　　D. 切牙乳突

   E. 牙槽骨骨尖

3. 全口义齿基托在下列哪个结构应充分伸展（　　　）

   A. 舌下腺区　　　　　　　B. 下颌突

   C. 远中颊角区　　　　　　D. 下颌舌侧翼缘区

   E. 磨牙后垫

4. 上颌全口义齿的后缘应位于（　　　）

   A. 腭凹稍前　　　　　　　B. 腭凹处

   C. 腭凹后 1mm　　　　　D. 腭凹后 2mm

   E. 软腭处

5. 上颌全口义齿基托后堤主要的作用是（　　　）

   A. 避免患者恶心　　　　　B. 增加基托厚度

   C. 增加基托强度　　　　　D. 增强后缘封闭

   E. 减小基托范围

6. 全口义齿的哪一面与唇颊肌作用关系最密切（　　　）

   A. 组织面　　　　　　　　B. 磨光面

   C. 咬合面　　　　　　　　D. 𬌗平面

   E. 吸附面

7. 全口义齿的固位力不包括（　　　）

   A. 吸附力　　　　　　　　B. 黏着力

   C. 附着力　　　　　　　　D. 摩擦力

   E. 大气压力

8. 从侧面观，后牙区𬌗堤平面应平行于（　　　）

   A. 定位平面　　　　　　　B. 瞳孔连线

   C. 鼻底　　　　　　　　　D. 鼻翼耳屏线

   E. 眶耳平面

9. 全口义齿制作中使用𬌗托的最主要目的是（　　　）

   A. 便于排牙　　　　　　　B. 恢复垂直距离

   C. 获得颌位关系记录　　　D. 恢复面部外形

   E. 确定𬌗平面

10. 口角线之间𬌗堤唇面弧度长为（　　　）

   A. 上前牙左右 1 的总宽度

   B. 上前牙左右 12 的总宽度

   C. 上前牙左右 123 的总宽度

   D. 上牙左右 1234 的总宽度

   E. 上牙左右 12345 的总宽度

11. 关于切导斜度，正确的是（　　　）

   A. 切道与眶耳平面的夹角

   B. 人体上的切道斜度转移到𬌗架上

   C. 切导斜度是切导盘与垂直平面的夹角

   D. 切导斜度固定在 15°

   E. 切导与眶耳平面的夹角

12. 人工牙排列要有平衡𬌗的主要原因是（　　　）

   A. 使接触面积广　　　　　B. 使咀嚼效率高

   C. 使义齿稳定　　　　　　D. 使义齿看起来美观

   E. 延长义齿使用时间

13. 全口义齿的𬌗力主要集中在（　　　）

   A. 尖牙和双尖牙区

   B. 双尖牙区

   C. 第二双尖牙区和第一磨牙区

   D. 第一磨牙区

   E. 前牙区

14. 全口义齿人工牙的排列主要从哪三个方面考虑（　　　）

   A. 美观、坚固和发音

   B. 美观、功能和组织保健

   C. 美观、固位和稳定

   D. 美观、发音、卫生和舒适

   E. 美观、发音、稳定

15. 全口义齿的前牙要排列成浅覆𬌗、浅覆盖的主要原因是（　　　）

   A. 美观

   B. 有利于义齿稳定

   C. 易于取得前伸𬌗平衡

   D. 为了排牙简单、方便

   E. 可以减少前牙牙槽嵴的吸收

16. 上颌前牙的远中向倾斜角度为（　　　）

   A. 中切牙=侧切牙=尖牙

   B. 中切牙>侧切牙>尖牙

   C. 中切牙>尖牙>侧切牙

   D. 侧切牙>尖牙>中切牙

   E. 尖牙>侧切牙>中切牙

17. 全口义齿的装盒方法是（　　　）

   A. 正装法　　　　　　　　B. 反装法

   C. 混装法　　　　　　　　D. 反装法或混装法

   E. 混装法或正装法

18. 装盒、充胶中出现基托颜色不一致的以下原因中，错误的是（　　　）

   A. 塑料调拌不均匀

   B. 局部单体的挥发

   C. 反复多次添加树脂

D. 试压后玻璃纸未去除

E. 充胶时手和器械不干净

19. 在全口义齿树脂基托较厚的部分形成微孔的原因，主要为（　　）

A. 单体过多

B. 填塞树脂的时机过早

C. 填塞树脂时压力不够

D. 树脂填塞不足

E. 热处理时加温过快

20. 型盒经热处理后，开盒时机最好是在（　　）

A. 冲冷水冷却到室温

B. 自行冷却到室温

C. 冲冷水冷却到50℃

D. 自行冷却到50℃

E. 以上都不是

21. 选磨牙尖交错𬌗早接触时，主要选磨（　　）

A. 支持尖

B. 功能尖

C. 近远中边缘嵴和中央窝

D. 功能尖的非功能斜面

E. 非支持尖斜面

22. 基托磨光面的抛光应（　　）

A. 用短的黑毛刷加细石英砂糊剂

B. 用湿布轮加细石英砂糊剂

C. 黑毛刷的刷毛软硬适宜，没有弹性

D. 黑毛刷的刷毛长度最好为25mm

E. 用硅橡胶磨具

（周倩文　何　冰　赵志华　王　爽）

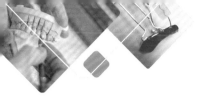

第3章
全口义齿印模与模型

第1节　牙列缺失后无牙颌组织的改变

一、颌骨的改变

牙列缺失后，上、下颌骨的改变主要表现为牙槽嵴吸收。随着牙槽嵴的吸收，上、下颌骨逐渐失去原有的形状和大小。牙槽嵴吸收速度在拔牙后的前3个月（即骨愈合期）最快，3～5个月时减慢，大约6个月后明显下降，拔牙后2年趋于稳定。剩余牙槽嵴的吸收将持续终生，稳定在每年吸收约0.5mm的水平。因此，无牙颌印模的时机宜选择在拔牙3个月后。如果过早取印模，完成后的义齿基托与黏膜间会在较短的时间内出现间隙，影响义齿固位。

（一）上、下颌骨的改变

牙槽嵴的吸收与骨质密度有关，一般骨质疏松部分吸收大于骨质致密部分。上颌牙槽骨唇颊侧骨板较舌腭侧骨板疏松，而下颌舌腭侧骨板较唇颊侧骨板疏松。

1. 上颌牙槽嵴　呈现外侧骨板吸收快于内侧骨板，吸收方向向上向内，上颌牙弓逐渐变小，牙槽嵴变低、变窄，腭穹隆降低、变浅的现象。上颌吸收严重者，切牙乳突、颧突根部与牙槽嵴顶接近或平齐。

2. 下颌牙槽嵴　呈现内侧骨板吸收快于外侧骨板，吸收方向为向下向外，下颌牙弓逐渐变大的现象。下颌吸收严重者，下颌舌骨嵴、外斜线、颏孔等可接近牙槽嵴顶。

（二）义齿修复与牙槽嵴的吸收

牙槽嵴的持续吸收情况与义齿修复与否以及修复效果好坏有关。未做全口义齿修复者，由于上、下颌骨得不到足够的功能刺激，牙槽嵴萎缩程度较有义齿修复者严重。局部受力过大，牙槽嵴吸收也较快，如上颌牙弓义齿承受的𬌗力面积约为下颌牙弓义齿的1.8倍，下颌牙槽嵴单位面积受力大，下颌剩余牙槽嵴的平均吸收速度是上颌牙槽嵴的3～4倍。因此，临床工作中，需要重视全口义齿的必要修改或重新修复。一般情况下，一副普通的全口义齿，使用3～4年后应进行必要的调𬌗和重衬处理，使用7～8年后应予以重新修复。

二、软组织的改变

由于牙槽嵴不断被吸收，附着在颌骨上的唇、颊、舌系带与牙槽嵴顶的距离变短甚至与之平齐，唇、颊、舌沟变浅，严重者无法准确判别口腔前庭与口腔本部。

面颊部软组织由于缺乏硬组织的支持，失去正常的张力和弹性而内陷，上唇丰满度差，面下1/3高度变短、颏部前突、口角下垂，鼻唇沟加深，口周皮肤放射状皱褶增多，使面容变得苍老（图3-1、

图3-2）。口腔黏膜因失去正常的张力和弹性，发生萎缩，变薄变平，对疼痛和压力的敏感性增强。

牙列缺失后，舌失去下颌牙列的限制，向前向外扩张，舌体变大，而影响下颌义齿的固位和稳定。

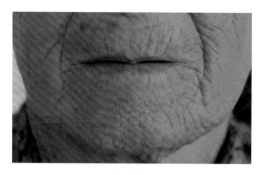 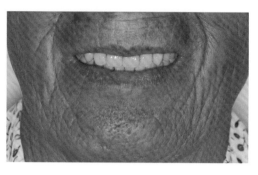

图3-1　无牙颌修复前　　　　　　　　图3-2　无牙颌修复后

三、颞下颌关节的改变

颞下颌关节是左右联动关节，其生长发育在20岁左右停止，但其结构的软硬组织将终生改变，称为改建。颞下颌关节功能与咬合运动关系密切，颞下颌关节可以随咬合变化而改建，并最终导致其形态发生明显的改变。由于无牙颌患者主要是老年人，所以颞下颌关节的增龄性改变也非常明显。

（一）颞下颌关节的增龄性变化

由于骨质的吸收，颞下颌关节的增龄性变化主要表现为关节结节变得低平，关节结节后斜面斜度变小；关节窝变浅，关节盘变厚；髁突表面各层组织出现不同程度的退行性变，皮质骨增厚，骨髓腔变小。

（二）无牙颌患者颞下颌关节的变化

由于牙尖交错𬌗决定牙尖交错位，咬合关系一旦确定，髁突在关节窝内的位置就被确定，关节间隙的大小也基本确定。无牙颌患者由于牙列缺失，引起颌位关系的不稳定，导致髁突在关节窝内的位置不确定。同时，由于牙列的缺失，受到下颌提肌的牵拉，颞下颌关节向后上移位，造成关节负重功能的改变，关节内压力加大，可能会引起关节的改建、形变以及骨关节病。

第2节　印模与模型概述

一、印模概述

口腔印模是指口腔有关组织的阴模，反映与口腔修复有关的软、硬组织的情况。将模型材料灌注于制备的印模内即得到与口腔软、硬组织形态完全一致的模型。各类口腔修复体的制作一般都要经过印模制取，灌注模型，然后在模型上制作完成修复体的过程。印模和模型质量的好坏就成为制作优良修复体的首要前提。印模技术就是在临床操作中，使用印模材料和印模托盘来制取口腔有关组织的阴模的相关技术操作。随着数字化技术的应用，部分传统的制取印模技术逐渐被数字化口内扫描技术所取代；通过印模灌注的实体模型也被数字化模型所取代。

（一）印模方法的分类

1. 按印模次数分类

（1）一次印模法　是用合适的成品托盘和相应的印模材料一次性完成工作模型的方法。该方法主要在可摘局部义齿和部分固定义齿修复中运用。在全口义齿修复中，由于患者口腔形态的特异性，造成托盘的形态、边缘与口内组织不相对应，会造成印模的准确度不高，完成的义齿出现固位不良或压痛，临床上多用于制取无牙颌研究模型。

（2）二次印模法　又称联合印模法，由初印模、初模型、终印模和工作模型组成，是在患者口中制取两次印模后完成工作模型的方法。该方法临床应用更为广泛，主要用于全口义齿印模，以及对修复体精密度要求高的印模等。临床上根据修复体的制作要求和患者需求，二次印模法通常有两种具体操作形式。

1）一种相对简易，操作者先用流动性差的印模材料制取初印模，再将初印模工作面进行处理后，当作个别托盘，用流动性好的印模材料直接制取工作模型。

2）一种相对复杂，操作者先用印模材料制取初印模后，须灌注成初模型，在初模型上用自凝树脂或光固化树脂制作个别托盘，然后再用个别托盘制取工作模型。

二次印模法操作流程相对多，初学者要首先从理论上理解和掌握，再进行实践，要达到合格的印模标准需要反复训练。使用个别托盘进行工作模型制取的二次印模法，由于印模材料分布均匀，对于边缘伸展要求高的全口义齿印模来说，通常会更加精准可靠，临床应用越来越多，后面内容将专门介绍。

2. 按张、闭口情况分类

（1）开口式印模　是患者在开口状态下制取印模的方法的统称。该印模可以反映被动性肌能修整的效果。临床上多使用此类印模。

（2）闭口式印模　是在有旧义齿或过渡义齿的情况下，将义齿当作个别托盘，印模材料涂布于义齿的组织面，引入口中，嘱患者作正中咬合，借咬合力和肌肉、黏膜的自主运动使印模材料均匀分布，可以反映主动性肌能修整的效果，避免了开口式印模时操作者按压托盘时用力不均的现象，印模效果更为自然和准确，更能真实地反映口内功能状态下的组织印象。但该方法操作步骤更多，理论和技术要求高，临床的应用需要反复训练。该方法原来主要在全口义齿重衬下使用较多，随着数字化技术的应用，临床使用诊断性义齿来获取闭口式印模，能够达到更加准确的修复效果。

3. 按取印模时对黏膜造成的压力分类

（1）解剖式印模　又称静态印模，是印模在没有软组织功能变形状况下所取得的印模。因此，取模时采用流动性好的印模材料和有孔托盘，对黏膜压力很小或没有压力。印模反映的是口腔的解剖状态，常用于工作模型的对颌印模。

（2）功能式印模　又称压力印模，是在软组织受到功能性压力变形状态下所取得的印模。可以对印模范围的不同区域采取不同压力，部分或较完全地反映组织功能活动时的情况，故又称选择性压力印模，适用于工作模型的制取。

（二）印模材料

制取口腔印模所用的材料称为印模材料。

1. 按材料弹性分类

（1）弹性印模材料　凝固后具有弹性。

（2）非弹性印模材料　凝固后没有弹性。

2.根据凝固过程是否可逆分类

（1）可逆性印模材料 能多次反复使用。

（2）不可逆性印模材料 凝固后不能反复使用。

3.根据材料的主要成分分类

（1）藻酸盐印模材料 是一种弹性不可逆性印模材料，价格便宜，操作容易，在口腔临床上广泛应用。

藻酸盐印模材料有两种剂型：粉剂型和糊剂型。粉剂型使用时与水调和，糊剂型与胶结剂（半水硫酸钙）混合使用，临床中多使用粉剂型。

根据厂家提供的水粉比例，可以采用手工调拌或用藻酸盐真空调拌机将印模材料调和成面团状，手工调拌时注意用宽的调拌刀调和，通过调拌刀与橡皮碗壁的挤压去除气泡。

在放印模材料之前，托盘上可以喷一种特殊的粘接剂，能加强托盘和藻酸盐之间的结合。将调拌好的印模材料放在预备好的托盘上，制取口腔印模。

藻酸盐印模制取后应该尽快灌注，如不能尽快灌注，须用湿巾包裹，保持湿润环境，避免在灌石膏之前印模水分蒸发导致变形。因此，制取的藻酸盐印模应该在10分钟内完成灌注。

石膏模型硬固后应该及时从印模取出，长时间放置，藻酸盐会吸收石膏中的水分，导致石膏表面变软，呈粉末状。另外，如果时间太长，变干的藻酸盐会变得很硬而难以分离，可能造成石膏模型的损坏，影响精密度。

（2）琼脂印模材料 是一种有弹性且可逆性印模材料，琼脂在加热熔化后变为溶胶状态，冷却凝固后变回凝胶状态。

琼脂印模材料可用于口腔所有印模的制取。但是由于该材料需要专用的加热设备和托盘，使用不方便，目前很少用来制取全口及部分活动义齿的印模（1型和2型）。

目前临床上主要是3型与藻酸盐印模材料联合使用，适用于根桩、嵌体和全冠的高精密度联合印模，可部分替代橡胶印模材料，降低成本。

（3）橡胶类印模材料 又称为弹性体印模材料。它是以人工合成橡胶为主要成分。橡胶类印模材料主要包括：硅橡胶、聚硫橡胶和聚醚橡胶，常被用于制取终印模，这些材料的精密度要优于藻酸盐。

硅橡胶印模材料是目前各种印模材料中性能最好的一种，分为缩合型和加成型两种类型。

根据聚醚橡胶印模材料调和后的稠度将其分为四种类型。①0型：极稠，呈柔软面团状，称为腻子型。②1型：高稠度，称为重体型或托盘型。③2型：中等稠度，称为普通型。④3型：低稠度，高流动性，称为轻体型或注射型。

每一种材料都是由两种成分混合而成，一旦开始调和，反应即开始。高黏材料可用调拌刀手工调拌，低黏材料有专门的输送装置，把混合好的材料放在涂有一薄层粘接剂的托盘上，然后放入患者口中开始计时，根据厂家提供的凝固时间按时从口内取出，由于这些材料凝固后硬度较大，取出时应注意细致操作，避免损伤口腔组织。

硅橡胶可以长时间浸泡在任何类型的消毒液中，因为它不吸收水分（疏水型）。而聚醚橡胶吸收水分（亲水型），所以其必须喷酒精消毒液，然后放在塑料袋中。

橡胶类印模材料制取印模后可以不用马上灌注模型，也可以送至技工室再灌注。硅橡胶印模材料可反复灌注数次，而聚醚橡胶印模材料的强度相对弱些，反复多次灌注后容易断裂。

（三）托盘选择

托盘是承载印模材料放置到口腔内制取印模的器具。无牙颌托盘可分为成品托盘和个别托盘两种。

1.成品托盘 无牙颌的成品托盘可分为有孔型和无孔型（图3-3、图3-4），按材料不同则有金属与塑料托盘之分，有不同的大小和型号可供选择。无孔托盘多用于初印模或制作个别托盘，适合于选用热塑性印模材料，如印模膏、印模蜡等。有孔托盘适合于弹性印模材料，用来制作初印模。成品托盘要求便于修改或边缘塑形，能进行高温消毒，塑料托盘质软不耐高温，通常作为一次性使用。

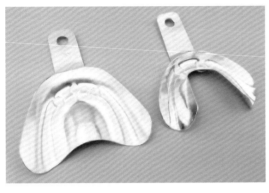

图3-3　无孔型托盘

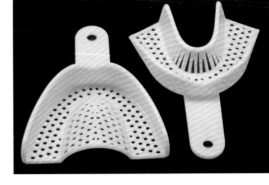

图3-4　有孔型托盘

2. 个别托盘　是根据患者的口腔情况和修复需要而制作的。

（四）印模的消毒

由于口腔印模时需要直接接触患者唾液甚至是血液，印模表面带有细菌、病毒等，流水冲洗最多只能将其去除40%～90%，若未经特殊消毒处理的印模立即灌注成模型，则易引起乙型肝炎、艾滋病、结核等传染性疾病的交叉感染，危害人类健康生活。由于印模不能耐受高温高压处理，故常用的消毒方法是化学消毒法，主要有浸泡法和喷雾法等。

1. 常用的消毒方法

（1）浸泡法　是目前最常用的印模消毒方法，常用消毒液主要有戊二醛溶液、次氯酸钠溶液、碘伏、酚液等，推荐使用2%的戊二醛溶液或有效氯达1%的次氯酸盐溶液。藻酸盐和琼脂类印模材料属于弹性水胶体材料，与水接触时吸收水分产生膨胀，称为渗润；失水时出现裂隙，称为凝溢。为了保证这类水胶体印模材料的准确性，又达到有效消毒的目的，推荐用流水冲洗10秒，尽量去除表面残留的唾液、血液及碎屑，然后在消毒液中浸泡消毒10分钟后流水冲洗的方法。有实验证明30分钟以内的短时间浸泡法，不会影响临床修复体的制作。目前的实验证明，硅橡胶印模材料能够经受较长时间浸泡消毒而不发生显著变化。对于临床使用的改良型亲水性硅橡胶印模材料，消毒浸泡时间应根据产品说明选择消毒方法和消毒时间。浸泡消毒可以通过改变消毒剂的浓度或浸泡时间达到完全灭菌的效果，但其过程也可能会破坏印模表面的细微结构而引起印模变形。在众多印模材料中，加成型硅橡胶印模材料的性质最稳定。采用戊二醛或次氯酸钠溶液浸泡的金属托盘易受腐蚀，可能出现托盘与印模材料分离的现象。

（2）喷雾法　喷雾消毒作为一种改良常用的印模消毒方法，目前应用最多的喷雾消毒剂是碘伏。喷雾法对印模尺寸的影响较小，主要用于浸泡后易变形的印模材料消毒。其方法是：在用流水冲洗10秒后拭干印模，用喷雾消毒剂均匀喷上一层消毒剂后，放入相对湿度为100%的密闭容器中达到规定的消毒时间，取出后再用流水冲洗、拭干，最后灌模。在使用中，应注意避免因口腔结构的特殊性而使消毒液积聚在印模某一部位，造成其他位置消毒不全的现象，尤其是对含水量较高的印模材料，因材料溢水会降低表面消毒剂的浓度而影响消毒效果；同时还应注意消毒剂的挥发对人体健康有潜在性的损害。其他常用的喷雾消毒剂还有10%次氯酸钠溶液、戊二醛溶液。

2. 各种印模材料的消毒方法

（1）藻酸盐类印模材料　用蒸馏水冲洗10秒，在2%戊二醛溶液中浸泡10分钟；或用10%次氯酸钠溶液喷雾，用蒸馏水冲洗，再用10%次氯酸钠溶液喷雾，最后用次氯酸钠溶液浸湿的纱布包裹放置10分钟。

（2）加成型硅橡胶印模材料　用蒸馏水冲洗10秒，浸泡于2%戊二醛或10%次氯酸钠溶液中10～15分钟可达到消毒目的；用新鲜的2%戊二醛溶液浸泡至少10小时可起到灭菌作用。如果已知患者是乙型肝炎病毒（HBV）或人类免疫缺陷病毒（HIV）携带者，则应选此类型印模材料，并在取下印模后立即进行灭菌处理。

（3）缩合型硅橡胶印模材料　可使用2%戊二醛或10%次氯酸钠溶液浸泡10～15分钟。

（4）聚醚橡胶印模材料　用蒸馏水冲洗，在2%戊二醛溶液中浸泡20分钟，再用蒸馏水冲洗，干燥10秒，放置10分钟。

（5）聚硫橡胶印模材料　用10%次氯酸钠溶液、2%戊二醛溶液浸泡10分钟。

（6）琼脂（可逆）水胶体印模材料　2%碱性戊二醛溶液浸泡10分钟。

2%戊二醛和10%次氯酸钠溶液可以杀灭HBV，不可以杀灭HIV。

二、模型概述

模型是灌注模型材料石膏或人造石于印模（阴模）内形成的物体原型，是反映口内情况的阳模。临床上，灌注初印模后获得的模型称为初模型，主要用于模型观察或个别托盘制作；灌注终印模获得的模型称为工作模型，用于制作终义齿。

（一）模型灌注

1. 调拌模型材料

（1）水粉比例　以石膏粉为例，根据厂家提供的水粉比例，取适量的材料采用先水后粉的顺序放入调拌碗中。临床操作是以观察石膏粉浸入水中后表面没有过多的水为准。条件允许时，最好用计量容器和天平准确测量水粉比例。注意若发现水粉比例不合适，不宜中途添加水或粉，因为其会造成结晶中心反应的时间和数量不一致，形成不均匀块状物，导致石膏强度下降。

（2）调拌手法　手工调拌时注意调拌刀应紧贴橡胶碗壁移动，混合物调拌至光滑、均质、无气泡且流动性良好的状态，时间约1分钟。调和速度不宜过快，以免带入气泡，形成过多的结晶中心，导致石膏膨胀，强度降低。条件允许时建议采用真空调拌机，真空环境下调拌的混合物无气泡且质地均匀一致。

2. 灌注模型

（1）用气枪轻轻吹去印模上的水珠，使用振荡器，将调拌好的石膏从印模较高处倒向较低处或以一侧向另一侧倒入，建议少量多次，及时排出气泡。

（2）灌好模型后等待石膏初步结固。把充满石膏的印模反转、放入已经堆好的石膏底座上并且轻轻振荡，排出气泡。注意印模的底面与工作台面平行，使石膏在翻置的托盘周围形成宽4～5mm的包绕，这样能给边缘部的模型提供足够的保护。特别需要注意的是，下颌印模的后部、磨牙后垫的位置应该有足够的石膏支持，印模舌侧的区域应该平坦，石膏不能包裹托盘，以防其不易分离。

（3）等待石膏凝固，在石膏放热反应产生的热度消散后，再静置45分钟，确保石膏完全结固后再取出模型。

（二）模型修整

小心分离印模托盘和模型，如果发生模型折断则需重新灌注或重新制取印模。去除模型上所有印模材料和残留物，仔细检查模型以确保所有必需的组织结构完整，模型需体现整个无牙颌所有必需的解剖结构。

1. 修整方法　用模型修整机在流水状态下去除模型上多余的石膏。在打磨模型时，打磨机会形成石膏浆，即水和石膏的混合物。注意不要让石膏浆粘到干燥的模型表面，因为石膏浆会很快与干燥的

石膏表面结合，几乎无法去除。因此，在打磨之前，一定要先润湿模型表面。在打磨过程中，要不断地将石膏浆和残渣完全地冲洗干净。如果这些残渣留在石膏上变干，会影响诊断模型的精确性。在用清水冲洗石膏浆时，注意不要将模型置于水流下时间过长，避免石膏表面溶解。

2.修整基本要求

（1）先打磨模型基底的底部，使牙槽嵴顶和模型底部平行，模型最薄部位厚度为12～13mm（图3-5）。

（2）完成模型底部修整后，再修整模型基底侧面边缘。修整模型基底侧缘使之与牙槽嵴平面垂直。

（3）要保证模型外缘有足够的宽度，超出模型的解剖结构区域。模型唇颊侧外缘宽度为2～3mm，在模型后部外缘宽度为5～6mm；前庭沟深度应为2～3mm（图3-5）。

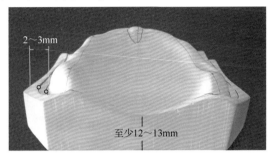

图3-5 模型修整要求
（上、下黑圈为前庭沟深度）

（4）降低模型边缘前庭沟深度可使下一步制作个别托盘时材料更容易放入。

（5）打磨好的模型可用湿或干的320目粒度的细砂纸抛光。

（6）模型干燥后制作个别托盘。

（三）模型消毒

工作模型医源性感染，常来源于印模、颌位关系记录的蜡基托和试戴的蜡义齿，这些与印模一样也要接触患者的唾液甚至是血液。为防止医源性感染的发生，应及时对模型进行有效的消毒和灭菌。对石膏模型的消毒，选用紫外线、电离辐射、超声波及化学药物法均可，但以物理消毒法为好。

模型消毒使用的紫外线是C波，波长范围为200～275nm，杀菌作用最强的波段为250～270nm。紫外线因可破坏微生物的DNA，可杀灭多种微生物，包括杆菌、病毒、真菌、细菌的繁殖体和芽孢等。对模型消毒的有效距离为25～60cm。消毒时将模型表面朝上，直接受到紫外线照射，消毒时间为20～30分钟。但紫外线对人的眼睛和皮肤有刺激作用，操作时应注意对眼和皮肤的防护。

模型使用化学药物法如环氧乙烷消毒时，由于模型要与口腔黏膜间接接触，应注意消毒剂残留浓度对黏膜的损害。石膏、人造石可通过加热（50～60℃）、充分换气而促使环氧乙烷排出。

浸泡消毒法会引起模型的变形、表面受侵蚀和强度降低等问题，不宜使用，但可使用碘伏喷雾法。

第3节 全口义齿二次印模法

二次印模法可用于口腔修复多领域，如固定义齿、种植义齿、可摘局部义齿等。在不同领域应用，其技术特点和技术要求会有差异。全口义齿修复时，用可塑性的印模材料取得无牙上、下颌牙槽嵴和周围软硬组织解剖形态相应的阴模，临床上称为全口义齿印模。全口义齿印模的准确度不仅会影响全口义齿的固位，还会影响义齿的平衡和稳定。因此，要求印模能准确和完整地反映无牙颌牙槽嵴的形态，以及周围组织的生理运动状态，以使基托与口腔黏膜高度密合，获得良好的边缘封闭。

一、全口义齿简易二次印模法

（一）印模制取步骤

1.调节体位 取模前，根据上、下颌取模要求调节椅位，调整为患者舒适、自然，医生便于操作的位置。

2. 选择印模材料 临床上较广泛使用的是印模膏（图3-6）与藻酸盐类弹性印模材料组合。为达到印模较高的精密度，也可选用硅橡胶印模材料组合。除考虑材料的性能、特点、价格、使用方法外，也需要考虑材料易于消毒。

3. 选择合适托盘 临床上多选用无牙颌无孔铝质托盘。托盘内面与组织间应有2～3mm间隙以容纳印模材料，托盘边缘距黏膜转折处2mm；上颌托盘长度应覆盖两侧翼上颌切迹，后缘应超过颤动线3～4mm；下颌托盘应盖过磨牙后垫，且不能妨碍系带、唇、舌及口底软组织的功能活动。

4. 制取初印模 初印模的制取可以选用印模膏或高黏度的硅橡胶。以印模膏为例，选取在热水中软化合适的印模膏盛入预热过的无牙颌托盘内，以触碰手背皮肤感知印模材料温度合适后置于口内就位。在印模膏冷却硬固前，用手指牵拉上、下颌唇颊肌做被动性肌能修整，下颌嘱患者伸舌摆动做主动性肌能修整，待材料硬固后，从口中取出，检查。为保证印模边缘合适地伸展，必要时可以多次分区域制取，直至合适（图3-7）。

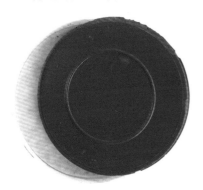

图3-6 印模膏

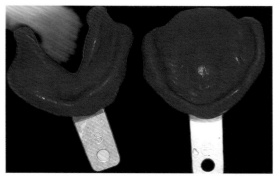

图3-7 临床初印模

5. 制取终印模

（1）初印模的处理 将初印模的印模膏表面均匀刮除1mm，为二次印模留出印模材料空间，同时去除影响二次印模的倒凹区。

（2）选取终印模材料 通常选择有弹性、流动性好的印模材料，如藻酸盐印模材料、橡胶轻体印模材料，除此之外还可以选择流动性好的氧化锌丁香油印模材料或者硅橡胶轻体印模材料。

（3）终印模的制取方法

1）制取下颌印模：医生站立患者右前方，右手持托盘，左手持口镜或用手指牵拉口角或嘴唇，从口角处将盛有印模材料的托盘旋转放入口内。拉开下唇，确保下颌托盘放置在正中位置，覆盖牙槽嵴。嘱患者抬舌，用颤动手法轻轻下压托盘，让前牙区牙槽嵴先就位，再让后部就位。托盘全部就位后做唇、颊、舌部的肌能修整，然后用双手示指压住托盘前磨牙的位置，大拇指放在下颌骨下缘，并且保持稳定的状态。印模材料硬固后轻轻撬动托盘，小心地取出印模。

2）制取上颌印模：医生站立患者右后方，右手持托盘，将盛有印模材料的托盘旋转放入口内居中，用颤动手法让托盘后缘先就位，再让托盘前部就位。在两侧前磨牙区按压使托盘全部就位，托盘柄居中，做唇、颊、舌部的肌能修整，印模材料凝固后平稳取出印模。

（4）终印模的检查 印模边缘应反映唇、颊、舌沟区的高度与形状，检查印模范围及边缘情况，印模是否完整，有无影响印模质量的气泡、缺损等，印模与组织面应贴合，组织面解剖形态清晰，有一定的吸附力，边缘圆滑且有一定厚度（图3-8）。

（5）清洗印模 用流水冲洗10秒以上，清洗掉印模上的唾液和黏蛋白。

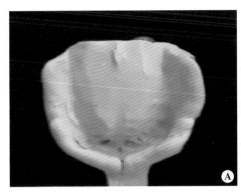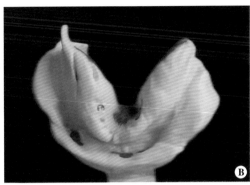

图3-8 临床终印模

A.上颌终印模；B.下颌终印模

（二）印模的检查

印模取出后要仔细检查，主要注意以下几个方面的问题：

1. 印模不能与托盘分离 出现印模与托盘分离现象，应该重新制取印模。

2. 印模的覆盖范围必须符合制作要求 上颌后缘的伸展与后颤动线一致；下颌后缘盖过磨牙后垫，远中舌侧边缘延展到下颌舌骨后间隙，下缘应跨过下颌舌骨嵴。

3. 印模必须边缘清晰，黏膜面光滑 印模材料分布均匀，主要解剖标志明晰，整体完整。如有微小气泡或缺损发生在非关键部位，应用弹性印模材料或蜡予以填补，大的气泡则应重新制取印模。高质量的印模边缘圆润，厚度2～3mm。

（三）灌注工作模型

在终印模上灌注石膏或人造石形成的模型称为工作模型，用于修复体制作。模型的准确性非常重要，任何破损和磨损都可能影响全口义齿的固位和稳定性。灌注的工作模型要能准确反映口腔组织的细微纹路，印模边缘上显露出肌能修整的痕迹，模型灌注要求如前述。

目前国内临床使用的修复模型材料主要包括：普通石膏、硬石膏（人造石）和超硬石膏。普遍石膏材料结构疏松，强度低，主要用作灌注初模型。硬石膏性能介于普通石膏和超硬石膏之间，杂质较少，结晶致密、强度较高，是全口义齿最常用的模型材料。超硬石膏杂质少，结晶致密，硬度高，宜在真空搅拌机中调拌，但成本较高。

全口义齿模型形成的方法通常采用围模灌注法和一般灌注法。

1. 围模灌注法 此法形成的模型厚度适宜，外观整齐，方便义齿制作，但操作较复杂，耗费时间。

（1）围模 首先在制取印模的周缘下约5mm处，用直径5mm的软性粘接蜡条将印模包绕，如果是下颌印模则需在下颌舌侧口底部用蜡片封闭空隙。然后用蜡片沿蜡条外缘围绕印模一周，并使蜡片高于印模最高点以上13mm。用熔蜡封闭蜡片与软性蜡条间的间隙（图3-9）。

（2）灌模 将模型置于振荡器上，将调和好的模型材料堆放少量于印模最高处，让模型材料从一侧振荡流动到另一侧，边加材料边振动，直到灌满为止。

（3）模型修整 用模型修整机修整，使模型底面与牙槽嵴顶平行，侧面与底面垂直，模型外围呈圆形，模型边缘的外侧要保留2～3mm的宽度，并与模型底面形成10°夹角（图3-10）。

2. 一般灌注法 不用蜡片包围印模。灌注前可用变色笔在印模边缘下2mm处画线，并将颤动线和后堤区描画清楚，便于灌注模型时将标记反印在模型上，并能确定边缘厚度。用此法灌注的模型厚薄经常不均，模型边缘与厚度常需切削调整，但因操作简便，可减少制作成本。

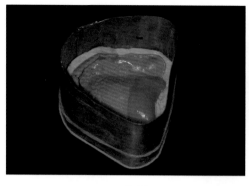

图3-9 围模

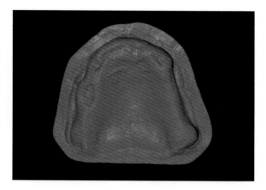

图3-10 模型修整

二、全口义齿复杂二次印模法

（一）印模制取步骤

（1）调节体位 同全口义齿简易二次印模法。

（2）选择印模材料 临床上广泛使用的是藻酸盐类弹性印模材料。也可以用印模膏或黏稠度较高的硅橡胶印模材料。

（3）选择合适托盘 临床上若使用藻酸盐印模材料、黏稠度较高的硅橡胶印模材料时，多选用有孔托盘；若使用印模膏则选用无孔托盘。托盘选用要求同前。

（4）制取初印模 选取印模材料盛入预备的托盘内，置于口内取模，做肌能修整，待材料硬固后，从口中取出，检查（图3-11、图3-12）。

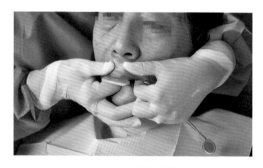

图3-11 临床印模

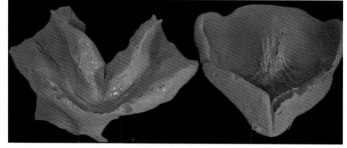

图3-12 藻酸盐初印模

（5）清洗印模：用流水冲洗10秒以上，清洗掉印模上的唾液和黏蛋白。

（二）印模的检查

印模取出后要仔细检查，主要注意以下几个方面的问题。

1.印模不能与托盘分离 出现印模与托盘分离现象，应该重新制取印模。

2.印模的覆盖范围必须符合制作要求 上颌后缘的伸展与后颤动线一致；下颌后缘盖过磨牙后垫，远中舌侧边缘延展到下颌舌骨后间隙，下缘应跨过下颌舌骨嵴。

3.印模必须边缘清晰，黏膜面光滑 印模材料分布均匀，主要解剖标志明晰，整体完整。如有微小气泡或缺损发生在非关键部位，应用弹性印模材料或蜡予以填补，大的气泡则应重新制取印模。高质量的印模边缘圆钝，厚度2～3mm。

（三）灌注初模型与制作个别托盘

为了获得合格的终印模和工作模型必须要采用个别托盘制取印模，因为对大多数患者来说，仅采用非可逆性水溶胶类印模材料和成品托盘很难获得具有适当边缘伸展和精确细节的准确工作模型。

制取终印模应尽可能精确地复制软硬组织结构，印模应覆盖尽量多的支持组织，并且尽可能少地伸展到可移动组织及肌肉附着处。因此，印模必须精确复制组织结构以使整个义齿和口腔组织面完全贴合，这样才能保证义齿的固位、稳定和支持。

1. 确定伸展范围 个别托盘的边缘是确定义齿基托边缘的标准。若需要采集解剖式印模时，要求个别托盘的边缘线应该画在基托需要伸展的边缘位；若需要采集功能式印模时，则要求个别托盘的边缘线应该画在比基托伸展的边缘位短2～3mm处，临床上制作个别托盘大多为获得功能式印模（图3-13）。为保证义齿后缘印模的完整，需要个别托盘的上颌后缘与下颌磨牙后垫区边缘线适当向后伸展。

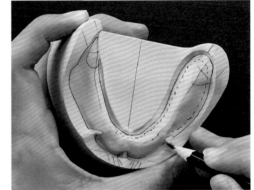

图3-13 描画个别托盘边缘线

（1）上颌个别托盘在口内的理想覆盖区域是托盘后缘伸展到颤动线；颊侧和唇侧托盘边缘止于距前庭沟底2mm的位置。

（2）下颌个别托盘边缘止于距唇、颊、舌侧前庭沟底2mm的位置；在咬肌前缘区托盘应距离组织2mm；在下颌舌骨后区也要较其伸展范围短2mm。

2. 模型处理 为了避免托盘和模型折断，方便制取印模，在制作个别托盘前要用蜡对诊断模型进行修改。

（1）模型缓冲 在制作个别托盘之前，对需要进行缓冲的部位，如骨隆突、软组织增生和倒凹区等，可通过在诊断模型需缓冲区域贴橡皮膏或铺一层缓冲蜡来缓冲（图3-14）。

（2）填塞倒凹区 为了便于从诊断模型上取下托盘，所有多余的倒凹区组织形态用基托蜡进行填塞。

（3）涂布分离剂 用小毛刷在修整过的初模型上均匀涂布一层分离剂。

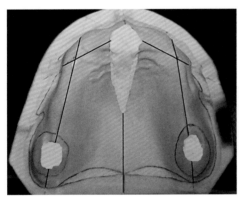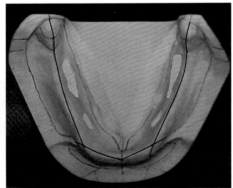

图3-14 模型缓冲处理

3. 制作个别托盘 临床上个别托盘制作的材料主要有自凝树脂和光固化丙烯酸树脂（图3-15）。以下以光固化丙烯酸树脂制作个别托盘为例对操作步骤加以说明。

（1）制作个别托盘支撑点 由于第二次印模需要在个别托盘与黏膜之间能容纳一定厚度的印模材料，因此，需要在处理过的模型上按照画出的边缘线均匀贴一层厚度约1mm的薄蜡片。为了二次印模的定位和压力的均匀，可以在贴好薄蜡片后，在上、下颌两侧的第一双尖牙区和磨牙区牙槽嵴顶处

（注意避开缓冲区）用蜡刀开窗（去除直径5～7mm的圆形蜡片或类似大小方形蜡片），形成4个不同位置的个别托盘支撑点（图3-16、图3-17）。

（2）光固化丙烯酸树脂的压制与裁切　模型涂布分离剂，取出光固化丙烯酸树脂片铺在模型上，按压贴合于模型，按照边缘线位置裁切。随后，在形成的个别托盘前部中线牙槽嵴顶区，用树脂形成手柄，注意不能妨碍唇、颊、舌部的肌功能运动。另外，还可以用树脂在上颌的腭中央部，下颌的第二双尖牙附近设置固定印模的手支托（图3-18、图3-19）。

使用自凝树脂制作时，可以调拌自凝树脂至面团期，将捏制成上、下颌初步形状的塑料置于一块玻璃板上，用另一块玻璃板加压形成厚约2mm的平面状，再按压于模型上裁切。

（3）打磨与完成　树脂固化后，按照画定的边缘线打磨抛光托盘（图3-20）。

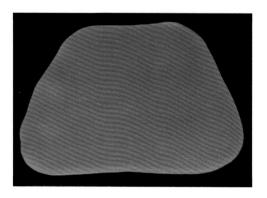

图3-15　光固化丙烯酸树脂（成品）

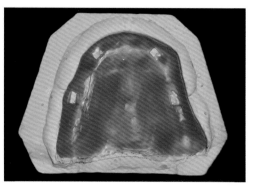

图3-16　上颌个别托盘支撑点位置

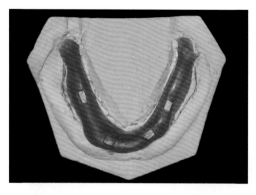

图3-17　下颌个别托盘支撑点位置

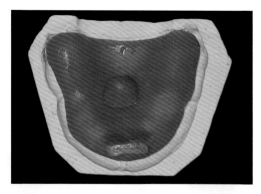

图3-18　上颌个别托盘

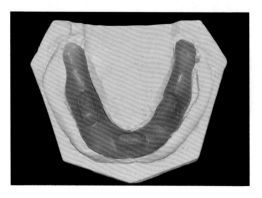

图3-19　下颌个别托盘

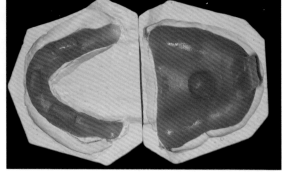

图3-20　打磨完成后的上、下颌个别托盘

（四）终印模

1. 个别托盘适合性检查　托盘预期的伸展范围大致位于前庭沟底上方2mm处，或唇、颊、舌侧肌

肉、韧带附着点上方2mm处。上颌向后伸展到颤动线处，下颌在舌骨后间隙处。确认个别托盘所有边缘伸展部位都在合适位置后，可进行边缘整塑。

2. 个别托盘边缘塑形

（1）个别托盘边缘整塑的目的　是利用边缘整塑材料在结固前具有很好成形性的特点，对个别托盘的边缘形态、伸展范围进行比较准确的成形，为终印模制取无牙颌唇、颊、舌侧边缘的功能形态提供合适的托盘。

（2）边缘整塑材料　包括印模膏、加成型重体硅橡胶或聚醚橡胶材料等。

（3）印模边缘整塑注意事项（以印模膏整塑为例）　由于印模膏热软冷硬的特点，操作时间短，用印模膏进行边缘整塑要分区段来完成。①先将印模膏放到印模托盘的边缘位置，置于热水浴中5～8秒。②放入口内进行边缘整塑，整塑完成后在口内留置大约15秒。③将托盘取出，立即放入冷水中直至完全硬固。④对其进行检查和必要的调改，如果边缘整塑正确的话，材料表面应呈亚光圆滑状态，完成的边缘宽应为2～3mm。⑤再将其放回口内检查，以确保整塑材料确实充满边缘部位，且没有过度伸展。如果发现软组织有被过度推压的迹象，说明印模膏伸展过度，需重新进行边缘整塑。如果发现个别托盘从边缘整塑材料下透出，就要将整塑材料去除，磨短托盘边缘，然后再重新进行边缘整塑。⑥一个区段整塑完成后，再进行下一个区段的整塑。全部完成后，整个边缘应该呈现光滑延续的状态，分区段整塑的各区段之间应无明显界线。

3. 上、下颌的边缘整塑

（1）下颌的边缘整塑　①使用印模膏进行下颌边缘整塑，在放入软化的印模膏时，嘱患者轻轻抬舌，这样会使托盘易于放入，并减少印模膏变形。②最先开始进行的区域是颊棚区，从颊系带的远中到磨牙后垫的前部加上印模膏，将托盘放入口内，牵拉颊肌向外、向上、向内进行整塑，取出并冷却（图3-21）。完成后再进行另一侧。③颊系带近中的唇颊侧边缘的整塑方法跟上颌相同，区别是要牵拉面颊的方向（图3-22）。④整塑

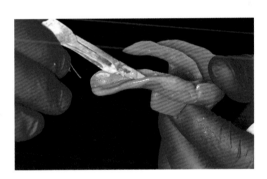

图3-21　颊棚区整塑

舌骨后区和远中舌侧。在一侧的远中舌侧区加上印模膏，嘱患者张嘴、用力伸舌并左右摆动，如印模边缘形态不佳或边缘呈刃状，说明边缘过短，需重塑几次以达到最理想的效果（图3-23）。该区域很难成形，对技术要求高。⑤最后加热磨牙后垫区域的印模膏，将印模托盘放入口内，嘱患者大张口，到此下颌的边缘整塑就完成了。

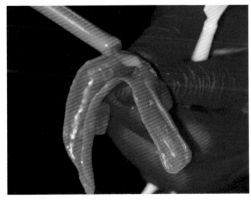

图3-22　颊系带近中整塑

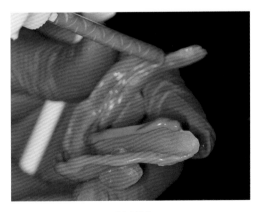

图3-23　舌侧整塑

下颌舌骨后区的边缘整塑放在后面完成，是因为这个区域通常有倒凹区，当双侧同时有倒凹区时，印模膏冷却后很难取出。因此过早完成该部位的整塑，在整塑其他部位时，患者会感觉不舒适。

（2）上颌的边缘整塑　①上颌的边缘整塑可以从一侧的颊侧边缘开始，在一侧的尖牙区到中线区托盘边缘加上软化的印模膏，口内就位，用手指牵拉患者整塑侧脸颊，轻轻向外、向下、向内牵拉来进行边缘整塑。完成后再进行另一侧。②进行颊系带部位的边缘整塑时，要将面颊向外、向下、向内，再向前牵拉。同法进行另一侧。③后缘是最后进行整塑的区域，印模膏的放置是从一侧的翼上颌切迹略偏颊侧，直到对侧的相应部位。嘱患者大张口，然后前伸和左右移动下颌。

自此，上、下颌个别托盘完成口内整塑过程（图3-24、图3-25）。

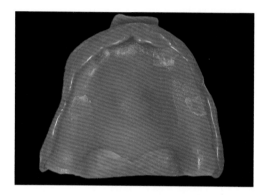 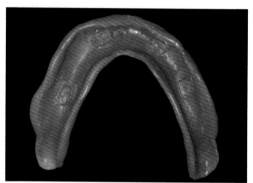

图3-24　完成整塑的上颌个别托盘　　　　图3-25　完成整塑的下颌个别托盘

4.终印模制取

（1）个别托盘的处理　将边缘整塑材料在宽度和高度上均匀回切或刮除1mm，为印模材料留出空间，在上颌硬区钻一个圆形溢出孔。较厚的、活动性强的软组织相对的托盘内部均应该磨改留出间隙，防止取印模时软组织移位、变形。

（2）选取终印模材料　通常选择有弹性、流动性好的印模材料，如聚硫橡胶轻体印模材料，除此之外还可以选择流动性好的氧化锌丁香油印模材料或者硅橡胶轻体印模材料。

（3）终印模的制取方法　同全口义齿简易二次印模法。

（4）终印模的检查　印模边缘应反映唇、颊、舌沟区的高度与形状，检查印模范围及边缘情况，印模是否完整，有无影响印模质量的气泡、缺损等，印模与组织面应贴合，组织面解剖形态清晰，有一定的吸附力，边缘圆滑且有一定厚度（图3-26、图3-27）。

（五）终模型

同全口义齿简易二次印模法中灌注工作模型内容。

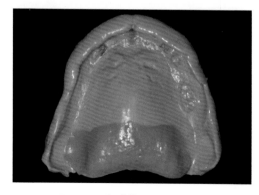 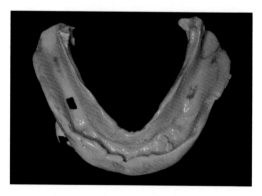

图3-26　完成的上颌终印模　　　　图3-27　完成的下颌终印模

自 测 题

1. 关于牙列缺失后颌骨的改变，正确的是（ ）

   A. 牙槽嵴吸收在牙列缺失后前6个月（骨愈合期）最快

   B. 拔牙后1年吸收速度趋于稳定

   C. 剩余牙槽嵴的吸收将持续终生，稳定在每年吸收约1.0mm的水平

   D. 无牙颌印模的时机宜选择在拔牙6个月后

   E. 过早取印模，完成后的义齿基托与黏膜间会在较短时间就出现间隙，从而影响义齿固位

2. 藻酸盐属于哪种印模材料（ ）

   A. 弹性可逆性印模材料

   B. 弹性不可逆性印模材料

   C. 非弹性可逆性印模材料

   D. 非弹性不可逆性印模材料

   E. 以上都不是

3. 无牙颌的印模方法中，错误的是（ ）

   A. 用印模膏与藻酸盐结合取初印模

   B. 用旧义齿做个别托盘

   C. 用旧义齿取开口式印模

   D. 用二次印模法取全口义齿印模

   E. 用橡胶印模材料取终印模

4. 制作个别托盘适用于以下情况，除了（ ）

   A. 所有取无牙颌印模的情况

   B. 无合适成品托盘时

   C. 牙槽嵴低平、两侧吸收不一致时

   D. 牙槽嵴过于丰满时

   E. 取研究模型时

5. 关于取印模时边缘整塑错误的是（ ）

   A. 为了使义齿有良好的边缘封闭

   B. 不可用印模膏做

   C. 制作个别托盘时需要

   D. 可由医师牵拉患者面颊部

   E. 可以分区做

6. 不适合作为全口义齿二次印模法的终印模材料是（ ）

   A. 藻酸盐   B. 硅橡胶

   C. 印模膏   D. 聚醚橡胶

   E. 氧化锌丁香油

7. 影响模型凝固的因素是（ ）

   A. 水粉比例   B. 操作环境的温度

   C. 调拌方式   D. 模型材料本身的性质

   E. 以上都是

8. 关于制作无牙颌个别托盘的叙述，错误的是（ ）

   A. 可用自凝塑胶制作

   B. 在初印模上制作

   C. 可用患者旧义齿制作

   D. 上颌个别托盘后堤区不要超过颤动线

   E. 下颌应包括磨牙后垫及下颌舌骨线

9. 全口义齿取初印模，灌注石膏模型，制作自凝塑料个别托盘，下列哪一项不符合规范要求（ ）

   A. 在模型上用有色铅笔画出个别托盘范围

   B. 适当填塞倒凹区

   C. 边缘不能妨碍唇、颊、舌的正常位置

   D. 托盘厚2～3mm

   E. 手柄的安放要平行于牙槽嵴，以便对上、下唇起支撑作用

10. 为取模选择的托盘基本合乎要求，但边缘离黏膜皱襞约10mm，为能取得符合要求的印模，下列处理方法中较合理的是（ ）

    A. 用弹性印模材料直接取模

    B. 用蜡片或印模膏加高托盘边缘

    C. 用弹性印模材料弥补托盘边缘不够的高度

    D. 用蜡片或印模膏加宽托盘边缘

    E. 用胶布将托盘边缘包裹一层

（周倩文 何 冰）

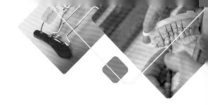

第**4**章
颌位关系记录与转移

第1节　颌位关系的记录

　　全口义齿颌位关系的记录对于全口义齿修复的重要性不言而喻。没有颌位关系记录，技师排牙就是盲目的。颌位关系记录目的就是要从无牙颌患者口内获得一个准确的下颌相对于上颌的三维空间位置，包括下颌与上颌的垂直位置关系，下颌与上颌的前后位置关系以及下颌与上颌的左右位置关系；其中前后位置关系和左右位置关系都属于水平位置关系。临床上，颌位关系记录是用殆托来确定并记录患者面下1/3的适宜高度，以及两侧髁突处于下颌关节窝生理后位时的上、下颌水平位置关系，重建无牙颌患者的颌位关系。

一、下颌相对于上颌的垂直位置关系

（一）垂直距离

　　确定上、下颌的垂直位置关系即确定垂直距离。天然牙列的垂直距离（vertical dimension）为牙尖交错殆时鼻底至颏底的距离，也就是面下1/3的距离；此时下颌相对于上颌的位置就是牙尖交错位（ICP）。牙列缺失后，无牙颌患者垂直距离的确定就成为一个需要解决的技术性问题。临床上把无牙颌患者口内上、下牙槽嵴顶之间的距离称为颌间距离（图4-1、图4-2）。

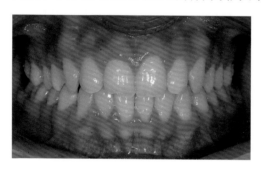

图4-1　天然牙列

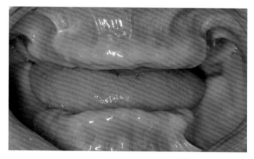

图4-2　无牙颌

1. 垂直距离的测定

（1）下颌姿势位法

1）下颌姿势位（MPP）定义：也称为下颌息止颌位，是当个体处于清醒且放松的端坐或直立状态下，口腔未做咀嚼、吞咽活动及未说话的时候，下颌对于上颌的位置。

2）特点：当患者处于下颌息止颌位时，上、下颌牙或殆托不接触，上、下颌牙或殆托间有一前大后小、1～3mm的楔形间隙，此间隙称息止颌间隙。临床以上、下前牙切缘（上、下殆托前缘）之间的距离作为息止颌间隙的数值。就个体而言，此间隙一生中基本上恒定不变，是重要的生理参数。

3）临床应用：可以利用这一特点来确定无牙颌患者的咬合垂直距离。将下颌殆托在口内就位，观

察和确定下颌息止颌位，测量鼻底至颏底的距离，此为下颌息止颌位时的垂直距离，减去1～3mm颌间隙，即为所要确定的垂直距离。

（2）面部比例等分法　临床上可以患者两眼平视，测量瞳孔至口裂的距离作为确定垂直距离的数据。

（3）面部外形观察法　一般自然牙列存在并且咬在牙尖交错位时，上、下唇呈自然接触闭合，口裂约呈平直状，口角不下垂，鼻唇沟和颏唇沟的深度适宜，面部下1/3与面部的比例是协调的，这种面部外形可用作确定垂直距离的参考。

2. 垂直距离恢复不正确的临床表现

（1）垂直距离恢复得过高　表现为面部下1/3距离增大，上、下唇不能自然闭合，或者勉强闭合后颏唇沟变浅，肌肉张力增加，黏膜压痛，咀嚼费力，容易出现肌肉疲劳感，咀嚼效能下降。垂直距离过大的全口义齿，肌肉张力增大可使牙槽嵴经常处于受压状态，久之使牙槽嵴因受压而加速吸收。由于息止颌间隙过小，在说话和进食时可出现义齿撞击音，常需张大口进食，义齿容易出现脱位。牙弓𬌗面距离牙槽嵴顶远，咬合时的杠杆作用效应明显，义齿容易翘动而脱位。

（2）垂直距离恢复得过低　表现为面部下1/3的距离变短，口角下垂，颏唇沟变深，颏部前突，呈现衰老面容。垂直距离过小的全口义齿戴入口中，息止颌间隙偏大，咀嚼肌需要过度收缩，咀嚼无力，易于疲劳。

二、下颌相对于上颌的水平位置关系

下颌相对于上颌的水平位置关系包括前后位置关系和左右位置关系（图4-3、图4-4）。由于下颌是左右联动的整体，因此，确定上、下颌的水平位置关系即确定下颌的正中关系位（CRP）。正中关系位指下颌髁突处于关节窝最上、最前的生理后退位，在这个位置，患者自觉下颌肌群不紧张，自然舒适。此位置与牙齿的𬌗接触情况无关，或者说无牙颌也存在该位置。天然牙存在的情况下，当上、下牙齿发生接触（一般在磨牙区）时，称为后退接触𬌗（RCO），下颌相对于上颌所处的位置就是后退接触位（RCP）。很长时间以来，后退接触位被认为是全口义齿重建咬合关系水平位置的最佳可适位，但是现代的观点有所改变，那就是最佳可适位是后退接触位前方约1.0mm处的原牙尖交错位（ICP）位置。

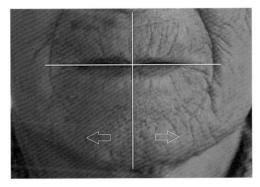
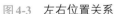

图4-3　左右位置关系

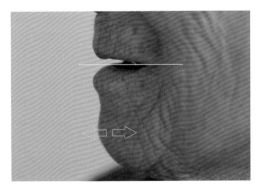

图4-4　前后位置关系

为无牙颌患者确定正中关系位的方法很多，一般归纳为以下两类。

（一）哥特式弓描记法

哥特式弓（Gothic arch）描记法：在确定了𬌗托高度后，通过安放描记装置，嘱咐患者下颌做前后左右的水平运动，记录正中关系的一种方法。

在1908年，Gysi最早介绍了哥特式弓口外描记法，通过下颌前伸、侧向运动，在描记盘上描绘出近似"∧"形的图形，图形顶点时下颌恰好处于正中关系位。这个图形与欧洲的哥特式建筑的尖顶类似（图4-5），因此取名为哥特式弓。Mc Gvane（1944年）介绍了哥特式弓的口内描记法，即将描记针和描记板分别安装在上颌𬌗托的腭中部和下颌𬌗托两侧𬌗堤的中间（图4-6）。哥特式弓描记法是唯一在确定颌位关系时可客观观察下颌后退程度的方法。

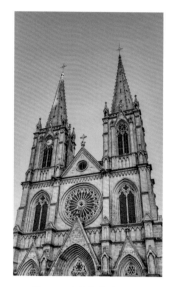

图4-5　哥特式建筑
（广州石室圣心大教堂）

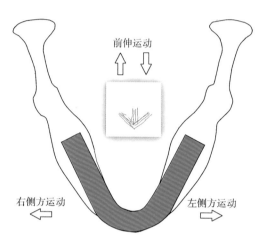

图4-6　哥特式弓口内描记法

（二）直接咬合法

直接咬合法是利用𬌗堤及颌间记录材料，引导患者下颌后退进行咬合确定的方法。无牙颌患者下颌往往会习惯性前伸，需要采取下述方法来帮助患者下颌退回至正中关系位。患者失牙时间较长时，容易形成一些不正常的咬合习惯，通常确定好咬合记录后，应该多次反复咬合加以验证，避免咬合记录错误。

1. 卷舌后舔法　临床上常在上颌𬌗托后缘中部粘固一约5mm直径的小蜡球，嘱患者张小口，舌尖卷向后上舔抵蜡球，然后慢慢咬合至合适的垂直距离。当舌卷向后上方舔抵蜡球时，舌向后上方牵拉舌骨，舌骨连带舌骨肌牵拉下颌后退，使髁突退回其生理后位。

2. 吞咽咬合法　嘱患者吞咽唾液的同时咬合至合适的垂直距离；也可以在患者放松状态下进行吞咽，医师以手轻推患者颏部向后，帮助下颌退回生理后位。采用吞咽咬合法使下颌受力回退，较容易达到下颌的生理后位。

3. 后牙咬合法　将上颌𬌗托就位，置两示指于下颌牙槽嵴的第二前磨牙和第一磨牙处，嘱患者轻咬几下，直到患者觉得咬合时能用上力量时，将粘有烤软蜡卷的下颌𬌗托就位于口中，仍旧先试咬医师示指，示指滑向𬌗堤的颊侧，上、下颌𬌗托就接触于下颌生理后位。𬌗力在第二前磨牙和第一磨牙处用力最大时，认为下颌处于生理后位。

4. 诱导法　患者处于自然、放松的状态，采用暗示的方法如嘱患者"上颌前伸"或"鼻子向前"，可反射性地使其下颌后退。也可结合吞咽咬合法或后牙咬合法，同时医师用右手的拇指和示指夹住患者的颏部，左手的拇指和示指分别置于下颌𬌗托后部颊侧，右手轻轻向后用力，逐渐引导下颌后退。

5. 肌肉疲劳法　在确定正中关系前，嘱患者反复做下颌前伸的动作，直至前伸肌肉疲劳，此时再咬合时下颌通常可自然后退。

直接咬合法操作简单，在临床应用更加广泛，但是由于缺乏可视化的客观检测标准或数据，主要依靠临床经验把握，就要特别注意兼顾下颌的前后位置关系和左右位置关系，避免偏侧、前伸等不准确的咬合记录。严格来说，采用直接咬合法确定的并不是正中关系，而是肌力闭合道的终点，也称肌位。在自然牙列中，肌力闭合道的终点常与牙尖交错位一致，因此，在肌力闭合道的终点建立全口义齿的牙尖交错𬌗可能更加合理。

第2节 颌位关系的转移

全口义齿是为无牙颌患者作的𬌗重建治疗。因此，咬合关系的准确确定和转移非常关键。当完成颌位关系记录后，必须转移并固定在𬌗架上，才能进一步排牙，探讨义齿的颌间接触关系和功能状态才有意义。𬌗架又称咬合器，是模仿人体上、下颌和颞下颌关节，借以固定上、下颌模型和𬌗托，并可在一定程度上模拟下颌运动的一种仪器。不过，迄今为止还没有一种𬌗架能完全模拟下颌的运动。

一、𬌗架的分类与应用

（一）𬌗架的分类

1. 根据𬌗架模拟下颌运动的程度分类 可以分为以下四类。

（1）简易𬌗架 结构最简单，模拟下颌运动的程度最小，仅以连接上、下颌体的穿钉为轴做开闭口运动（图4-7）。前伸、侧方𬌗的观察和调整需要在口内进行。

（2）平均值𬌗架 除具有简易𬌗架的特征外，还设计有固定平均值的切导斜度（常用15°）、髁导斜度（常用前伸25°，侧方15°）和髁突间距离（常用100mm），可以一定程度地模仿下颌的前伸、侧方运动（图4-8）。但是不能反映个体化的上颌与颞下颌关节的固有关系。代表性的有Gysi Simplx型𬌗架（髁突间距离100mm，Balkwill角22°，Bonwill三角边长100mm）。

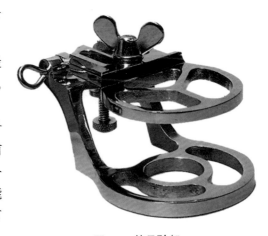

图4-7 简易𬌗架

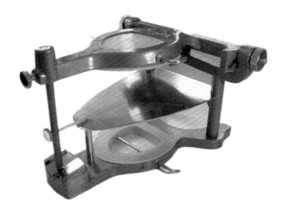
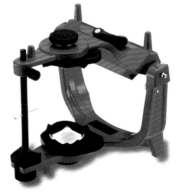

图4-8 平均值𬌗架

（3）半可调𬌗架 较之平均值𬌗架，髁突间距离仍为固定值，切导斜度、髁导斜度不再是固定平均值，而是可调节数值，可以很大程度地模仿下颌的前伸、侧方运动（图4-9）。通过面弓转移可以反映上颌与颞下颌关节的固有关系。因而，这类𬌗架在全口义齿的制作中经常使用。国内常用的Hanau

H型𬌗架就属于这种𬌗架。

（4）全可调𬌗架　这类𬌗架可以将患者所有的有关参数转移到𬌗架上，如面弓转移、牙尖交错𬌗记录、前伸𬌗记录、侧方𬌗记录、髁突间距离记录、迅即侧移等，可以完全模拟下颌运动状态（图4-10、图4-11）。使用时需要利用运动面弓做下颌运动三维描记，或用立体描记方法记录三维髁导。这种𬌗架结构和操作比较复杂，设备价格昂贵，多用于科研工作和一些全口咬合重建治疗。

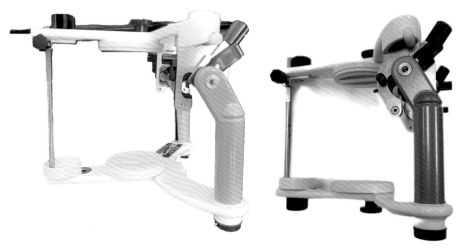

图4-9　半可调𬌗架　　　　　　　　图4-10　全可调𬌗架

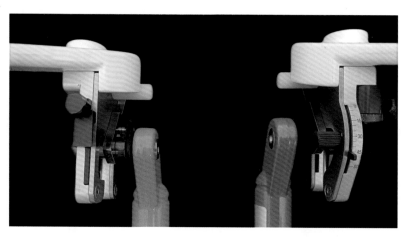

图4-11　半可调𬌗架与全可调𬌗架的对比

2.根据𬌗架的髁导结构分类　可以分为两类。

（1）Arcon𬌗架　这类𬌗架的髁导盘固定在上颌体上，髁球位于下颌体，与人体的颞下颌关节结构类似。下颌模型可以模拟人体下颌的多向运动，并且可以升高或降低颌间距离，而不影响髁导斜度。

（2）Nonarcon𬌗架　与Arcon𬌗架相反，这类𬌗架的髁导盘固定在下颌体上，髁球位于上颌体，通过上颌模型的多向运动来模拟下颌运动，颌间距离的改变会影响髁导斜度的建立。临床上大多数𬌗架属于这一种类型。

（二）𬌗架的基本结构

1.上颌体　相当于人体的上颌，呈"T"形。前端有切导针，其上有两个标志线，上标志线与上颌体上缘平齐时，上、下颌体就处于彼此平行的位置，下标志线位于上、下颌体间平分线的位置。切导针的下端与切导盘接触。上颌体中部有固定上颌模型的架环。后部两外侧端连接有髁杆，髁杆外套髁球，借髁球与侧柱的髁导盘相连（相当于颞下颌关节）（图4-12）。

2. 下颌体 相当于人体的下颌骨，呈"T"形。其前部有圆凹切导盘，其上有调节切导盘倾斜程度的柄。下颌体中部有固定下颌模型架环。下颌体的后外侧部有容纳侧柱下端的凹槽，凹槽内侧有侧方髁导刻度，不同𬌗架刻度不一样，一般在0°～30°（图4-13），刻度的后方附有固定侧柱下端的螺钉。

3. 侧柱 位于下颌体两侧，用以支撑上颌体，可以做一定程度的转动。侧柱上端有一圆形的髁环，其外侧面可见前伸髁导刻度，不同𬌗架刻度不一样，一般在-40°～80°之间（图4-14）。髁环内面与圆形的髁导盘相接。髁导盘中部有一髁槽，槽内容纳可以滚动

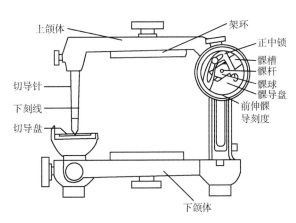

图4-12 𬌗架的结构

的髁球，髁球中心为髁杆穿过。髁导盘上方附有螺钉，可改变和固定髁槽的方向。当髁槽呈后高前低位时，前伸髁导斜度为正值；髁槽与水平面一致时则为0°；髁槽呈前高后低状，前伸髁导斜度为负值。髁导盘外面有正中锁，螺钉松开时，髁球可做前后向滚动。当扭紧固定螺钉时，则固定住髁杆，使髁球紧贴髁槽前壁固定不动。

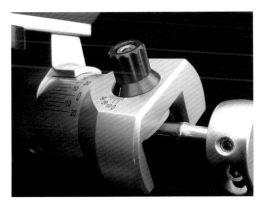

图4-13 侧方髁导刻度

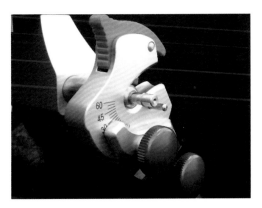

图4-14 前伸髁导刻度

4. 面弓 面弓并非𬌗架的一部分，但是由于转移𬌗关系需要使用，因此一并介绍（图4-15）。面弓是由𬌗叉和弓体两部分组成，弓体呈"U"形，两端具有可内外滑动的髁梁，梁上有标示滑动距离的刻度线；用于记录双侧髁突和参考平面的信息。𬌗叉通过𬌗夹连接到弓体上，可在弓体上滑动；用于记录上颌无牙颌颌弓的信息。

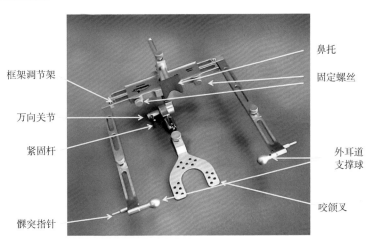

图4-15 面弓的组成

（三）上𬌗架的方法与步骤

1. 上简易𬌗架

（1）方法与步骤

1）检查𬌗关系：将蜡𬌗记录复位在上、下颌工作模型上，检查咬合关系是否正确。

2）模型准备：修整模型多余边缘、过厚的底座，用小刀在模型底部和周边刻"V"或"U"形复位沟，以增强固位（图4-16）；然后将模型放入水中，浸泡数分钟。

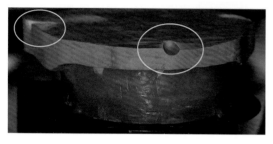

图4-16 "V"或"U"形复位沟

3）准备𬌗架：检查上颌体固定螺丝有无松动，调紧𬌗架穿钉两端螺丝，使𬌗架只能做开闭运动；根据上、下颌模型调节升降螺丝，保证𬌗架能包住模型。

4）上𬌗架：调拌石膏置于𬌗架下颌体上，将浸湿的下颌模型固定其上；按照咬合记录复位上颌模型，闭合𬌗架，再用石膏将上颌模型固定于上颌体上。

5）表面抹光滑：趁石膏尚未凝固，刮去多余石膏，将表面抹光滑。

（2）注意事项

1）上𬌗架前所有螺丝需要拧紧。

2）固定上颌模型时，升降螺丝必须与上颌体顶部接触，避免升高咬合。

2. 上平均值𬌗架

（1）方法与步骤

1）检查𬌗架：各部位螺丝确认拧紧，切导针归零。

2）安放上颌模型：打开𬌗架，装上𬌗平面板，将上颌模型连同𬌗托置于𬌗平面板上，要求𬌗托中线与平面板中线重合，𬌗托唇面突度与𬌗平面板的相应刻线对齐。

3）固定上颌模型：确认上颌模型底部与𬌗架上颌体固定架环间有合适间隙，调拌石膏，在模型底面和架环处放入适量石膏，轻闭𬌗架，保证切导针接触到切导盘，待石膏凝固。

4）固定下颌模型：固定好上颌模型，打开𬌗架，取下𬌗平面板，将𬌗架倒置，上、下颌模型𬌗托对位固定好，调拌石膏将下颌模型固定在下颌固定架环上即可。

（2）注意事项

1）上𬌗架前所有螺丝需要拧紧。

2）石膏调拌黏稠适度，避免关闭𬌗架用力过大造成颌位关系记录变形或移位。

3）石膏完全凝固之前不要移动𬌗架。

4）安装完成要再次检查模型与𬌗托的密合性，确保无误差。

3. 上半可调𬌗架

（1）检查𬌗架，固定切导针，刻度归零。

（2）将两侧前伸髁导斜度固定在35°，拧紧固定正中锁；将侧方髁导斜度定于15°。

（3）插入切牙指针至最后位，使用橡皮筋定位𬌗平面。

（4）在下颌体梯形板上加适量石膏，将下颌模型置于石膏上，𬌗堤在下颌模型上就位，触点与切牙指针尖接触，𬌗堤𬌗平面与橡皮筋重合。

（5）待下颌石膏凝固后，将上颌模型就位于𬌗堤上，向上颌模型底面与上颌梯形板上加石膏，合上𬌗架，使切导针与切导盘接触。

（6）为避免石膏凝固膨胀导致的垂直距离改变，在石膏初凝后可用橡皮圈牵引固定𬌗架前端，将𬌗架上、下颌体捆扎固定在一起，确保切导针紧贴在切导盘上。

二、面弓记录与转移

（一）面弓记录

面弓最早由Snow（1899年）发明，其原理基于Bonwill三角学说，记录铰链轴位时上颌牙弓（或颌弓）与其两侧髁突在三维空间上的位置关系，并可据此关系将上颌石膏模型准确转移固定至𬌗架上。转移后的上颌模型与𬌗架，两侧髁球间的位置关系近似于患者上颌与两侧髁突间的真实位置关系，这样就很好地在𬌗架上"复制"了上颌牙弓（或颌弓）在患者口颌系统中的位置。由于口颌系统中下颌运动是相对应于上颌进行的功能运动，面弓记录既然确定了上颌石膏模型在𬌗架上的具体位置，实际上也就为下颌模型模拟运动设置了"参照物"，所以面弓记录使得𬌗架能够真实模拟患者的口颌系统。

（二）面弓转移

1. 用硅橡胶或蜡将上颌𬌗托固定在𬌗叉上（旧式𬌗叉在距离𬌗平面5mm处，将烧热的𬌗叉平行于𬌗平面插入𬌗堤内，以小𬌗叉尖进入𬌗堤少许为宜）。要求𬌗叉柄上的中央刻线对准𬌗堤中线，叉柄垂直于弓体的中段。

2. 完全放松面弓上的螺丝，将两侧耳塞同时放入患者外耳道内，旋紧面弓前部宽度固定螺丝，保证弓体不会左右移动。

3. 将鼻托紧紧顶住患者鼻根部，拧紧固定螺丝，保证两侧耳塞与鼻托形成三点构成的稳定平面。

4. 将万向锁与𬌗叉连接在一起，拧紧固定螺丝。

5. 将上颌𬌗托在口内完全就位，拧紧万向锁的中心固定螺丝。

6. 松开弓体与万向锁间的固定螺丝，将万向锁与𬌗叉𬌗托一起从弓体上取下。

7. 利用固定台将𬌗叉𬌗托转移到𬌗架上（图4-17）。

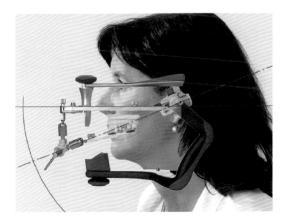

图4-17 面弓转移示意图

（三）髁导斜度确定

下颌在功能运动过程中，髁突在关节窝内运动的轨迹就是髁道。下颌在做前伸运动时，髁突在关节窝内向前下方运动的轨迹称前伸髁导。髁导与眶耳平面的夹角称髁道斜度。把人体的前伸髁导斜度转移到𬌗架上，称前伸髁导斜度。转移髁导斜度通过前伸𬌗记录。前伸𬌗髁导斜度的测定法是由Christensen发现的。

其方法是：上、下颌𬌗托戴入口内后，嘱患者下颌向前伸约6mm，当下颌𬌗托向上颌𬌗托闭合时，𬌗托前缘接触，而后部离开，形成楔形间隙；此间隙出现于髁导斜度呈正度数时，正度数越大，楔形间隙也就越大，此现象称为克里斯坦森现象。为了减少误差，通常要做3次前伸𬌗记录，将3次中度数比较接近的2次的均数作为前伸髁导斜度。

（四）侧方髁导斜度确定

侧方髁导斜度指下颌做侧方运动时，非工作侧髁突向前内方运动，与正中矢状面形成的夹角；将其转移到𬌗架上，就是调节侧柱与正中矢状面的夹角即为侧方髁导斜度。可以用侧方蜡𬌗记录的方法测得，也可以用Hanau公式计算得出，公式如下：

$$侧方髁导斜度（L）=前伸髁导斜度（H）/8+12$$

例如：前伸髁导斜度为24°，代入公式计算，则侧方髁导斜度为15°。

（五）切导斜度确定

下颌从正中咬合做前伸运动时，下颌前牙切缘沿上颌前牙舌面向前下方运动的轨迹称切导，切导与眶耳平面的夹角称切导斜度。切导斜度是切导盘与水平面的夹角。当上、下颌前牙排好，形成较小的切导斜度后，松开固定切导盘的螺丝，推切导针使上颌体后退至上、下颌前牙切缘接触位，调节切导盘使切导针前后移动时，切导盘一直与切导针下端保持接触关系。扭紧螺丝，固定切导盘，此切导盘表面斜度就是要求得到的度数。也可以先将切导盘固定在10°或15°，当切导针顺切导盘面向后上方滑动时，可使排列的前牙达到切缘接触。

自 测 题

1. 确定垂直距离通常是指（　　）

A. 天然牙列上、下牙接触时，鼻尖到颏底的距离

B. 牙列缺失后，以𬌗托恢复鼻底到颏底的距离

C. 无牙颌上、下颌之间的距离

D. 牙列缺失后，以𬌗托恢复鼻尖到颏底的距离

E. 牙列缺失后，以𬌗托恢复鼻尖到下颌牙龈的距离

2. 患者戴用全口义齿后感到牙槽嵴不确定部位的疼痛，面部肌肉不适，每日仅能戴用数小时就需要摘下，否则难以忍受，其最可能的原因是（　　）

A. 对基托材料过敏

B. 患者有口干综合征

C. 义齿垂直距离过高

D. 患者无牙颌多年，长期不戴用义齿

E. 义齿垂直距离过低

3. 制作全口义齿，当垂直距离恢复过大时可表现为（　　）

A. 面部下1/3变短

B. 息止颌间隙变大

C. 口角下垂

D. 说话时可出现后牙撞击声

E. 颏唇沟变深

4. 分析患者面部信息包括面部比例、（　　）、前牙𬌗平面、后牙𬌗平面、微笑时的牙齿暴露量、息止时的牙齿暴露量、唇支持等

A. 水平距离　　　　　　B. 咬合距离

C. 咬合垂直距离　　　　D. 平面距离

E. 牙弓长度

5. 颌位关系的确定是指（　　）

A. 恢复面部适宜的垂直距离

B. 确定正确的颌间距离

C. 恢复面部生理形态

D. 恢复髁突的生理后位和面部下1/3高度

E. 恢复牙列整齐度

6. 牙尖交错位和后退接触位之间以前后为主、无偏斜的位置关系称为（　　）

A. 切导　　　　　　　　B. 髁导

C. 正中关系　　　　　　D. 下颌前伸的轨迹

E. 横𬌗曲线

7. 后退接触位形成的主要机制是（　　）

A. 颞下颌关节韧带的可让性

B. 髁突在关节窝中的位置

C. 覆𬌗与覆盖

D. 升颌肌的牵张反射

E. 咬肌的收缩

8. 上𬌗架时使用面弓是为了（　　）

A. 实现平衡𬌗

B. 确定前伸髁导斜度

C. 确定侧方髁导斜度

D. 正确固定下颌模型的位置

E. 固定石膏模型

9. 全可调𬌗架可以模拟患者的运动不包括（　　）

A. 下颌前伸　　　　　　B. 侧向运动

C. 后退运动　　　　　　D. 髁突的形态

E. 咬合运动

10. 下列𬌗架中对下颌运动模拟最差的是（　　）

A. 简易𬌗架　　　　　　B. 平均值𬌗架

C. 半可调𬌗架　　　　　D. 全可调𬌗架

E. 虚拟𬌗架

11. 用计算法，当前伸髁导斜度为40°时，侧方髁导斜度应为（　　）

A. 17°　　　　　　　　B. 20°

C. 15°　　　　　　　　D. 12°

E. 22°

12. 下列确定垂直距离的方法中最准确的是（　　）
    A. 用息止颌间隙法
    B. 瞳孔至口裂的距离等于垂直距离的方法
    C. 面部外形观察法
    D. 参照拔牙前记录法
    E. 参照旧义齿垂直距离确定法

13. 下列确定颌位关系的方法中，哪项是可以客观观察下颌后退程度的方法（　　）
    A. 哥特式弓描记法　　B. 卷舌后舔法
    C. 吞咽咬合法　　　　D. 后牙咬合法
    E. 面部外形观察法

14. 哥特式弓描记是为了（　　）
    A. 确定垂直高度　　　B. 确定正中关系
    C. 了解下颌运动状况　D. 协助患者下颌后退
    E. 重复测定校对的依据

15. 全口义齿修复后，由于垂直距离过高可能造成的影响是（　　）
    A. 面部肌肉酸痛　　　B. 颞下颌关节疼痛
    C. 加速牙槽骨吸收　　D. 面部表情不自然
    E. 以上都是

16. 采用外耳道触诊法验证颌位关系是为了确定（　　）
    A. 髁突是否退回生理后位
    B. 垂直距离是否正常
    C. 关节是否有疼痛
    D. 开口型是否正常
    E. 关节是否有弹响

17. 对𬌗架应用的描述，下列哪项不正确（　　）
    A. 是固定上、下𬌗托和模型的仪器
    B. 具备与人体咀嚼器官相当的部件和关节
    C. 在一定程度上模拟下颌运动及咀嚼运动

    D. 无论使用哪类𬌗架，修复效果是一样的
    E. 临床可以根据需要选择不同类型𬌗架

18. 关于简易𬌗架，下列哪项不正确（　　）
    A. 仅能做开闭运动
    B. 固定上、下颌模型，并保持其位置
    C. 通过其制作的修复体，不必在口内调整
    D. 全口义齿制作时一般不采用此类𬌗架
    E. 单冠制作可以选择简易𬌗架

19. 关于全可调𬌗架，正确的是（　　）
    A. 具有可调节的前方髁导斜度和工作侧、非工作侧髁导斜度
    B. 临床常用的一种𬌗架
    C. 能部分模拟患者的口腔下颌运动情况
    D. 可将患者的部分参数转移至𬌗架上
    E. 全口义齿制作不适合选择全可调𬌗架

20. 下列哪项不是𬌗架上颌体的部分（　　）
    A. 髁杆　　　　　　　B. 髁球
    C. 侧柱凹槽　　　　　D. 切导针孔
    E. 切导针

21. 临床全口义齿最常用的𬌗架是（　　）
    A. 简易𬌗架　　　　　B. 平均值𬌗架
    C. 半可调𬌗架　　　　D. 全可调𬌗架
    E. 面弓

22. 通过面弓记录（　　）
    A. 患者上颌对于颞下颌关节的位置关系
    B. 下颌对于上颌的位置关系
    C. 下颌运动时的位置关系
    D. 下颌正中运动时的位置关系
    E. 上颌对于下颌的垂直关系

（辛金红　何　冰　冯梓峻）

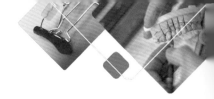

第5章
全口义齿戴牙

第1节　全口义齿的试戴

全口义齿完成排牙、上蜡工作后，需要在患者口内试戴。这有利于发现前期设计和制作中存在的问题，及时修改。试戴完成，确认合格后，将义齿送交技工室完成义齿成品才能交付患者戴用。本环节是医技互动的重要环节，需要医技相互学习交流沟通，才能最终获得患者满意的修复治疗效果。

一、上颌试戴

（一）固位检查

1. 义齿在殆架上的检查

（1）在戴入口内前，检查义齿基托边缘伸展是否适当。

（2）检查排牙情况，前牙应为浅覆盖、浅覆殆关系；上颌后牙的功能尖应排列在牙槽嵴顶线合适的位置。

（3）一般情况下，人工牙排列对称性好。

（4）后牙的尖窝关系良好，咬合紧密，一般为磨牙和尖牙的中性殆关系。

（5）义齿磨光面呈现凹面的形态。

（6）在殆架上具有平衡殆关系。

2. 义齿的口内就位检查

（1）义齿就位前　用手指触摸检查确认义齿磨光面清洁、光滑，义齿组织面无小瘤子等锐利地方。如有，需先修整，再戴入。

（2）义齿就位后固位效果检查　拇指和示指捏住切牙区，轻轻殆向施加脱位力量，感受义齿吸附力大小；检查大张口时的义齿固位效果。若固位不佳，按照以下步骤进行检查。

1）基托边缘过长，影响义齿组织面与黏膜的完全贴合。

2）基托边缘过短，影响边缘封闭效果。

3）基托形态呈现凸面，唇颊肌活动影响固位。

4）系带区避让不足，影响系带运动导致固位不良。

5）后堤区处理不当，影响后缘封闭效果。

6）牙齿排列有无过突，影响唇活动导致固位不良。

7）患者唾液是否过于黏稠，影响义齿固位。

（3）检查义齿有无翘动　用双手的示指分别放在两侧前磨牙区殆面，左右交替加压。如有左右翘动，上颌义齿翘动常为硬区相应的基托组织面未做足够缓冲引起，经过适当的缓冲，翘动就会消失。如果经过缓冲仍有翘动，要考虑基托变形或印模、模型不准，常需重做。

（二）美观检查

在固位效果较好的前提下，再进行美观的检查。检查宜先观察面型外观，再观察牙齿排列。

1. 面型检查　义齿戴入后的第一印象很重要。面型要从正、侧貌两个角度观察。最好在患者端坐位时进行观察。

（1）面部外形是否和谐、自然，鼻唇沟、口角线与年龄是否相称。

（2）上唇丰满度是否适当。

（3）自然状态下，上前牙的显露是否合适，牙列中线是否居中。

（4）患者对义齿戴入后的面型是否满意。

2. 牙齿排列

（1）前牙的形状、颜色与患者性别、肤色、年龄的匹配情况。

（2）微笑时前牙的显露量是否符合审美要求（显露中切牙长度2/3至全长）。

（3）微笑曲线与下唇缘线是否基本匹配。

（4）开口时的上颌𬌗平面是否与瞳孔连线平行。

（5）患者发音是否清晰。

二、下颌试戴

（一）固位检查

1. 义齿在𬌗架上的检查　同上颌。

2. 义齿的口内就位检查

（1）义齿就位前固位效果检查　同上颌。

（2）义齿就位后固位效果检查　取出上颌义齿，戴入下颌义齿，就位后先检查义齿固位效果，拇指和示指捏住切牙区，轻轻𬌗向施加脱位力量，感受义齿吸附力大小；检查有无压痛；检查舌体对义齿固位的影响；检查舌体是否平齐或略低于𬌗平面。下颌义齿由于牙槽嵴面积、形态的影响，固位力较上颌差。

（3）检查义齿有无翘动　双手的示指分别放在两侧前磨牙区𬌗面，左右交替加压。如有左右翘动，下颌义齿引起翘动的原因多与外斜嵴、下颌突区相应的基托组织面未做缓冲有关，经过适当的缓冲，翘动就会消失。如果经过缓冲仍有翘动，要考虑基托变形或印模、模型不准，常需重做。

（二）美观检查

下半口义齿戴入并检查固位效果较好的前提下，可以戴入上半口义齿，再进行美观的检查。检查宜先观察面型外观，再观察牙齿排列。

1. 面型检查　面型从正、侧貌两个角度观察（图5-1、图5-2）。最好在患者端坐位时进行观察。

（1）面部外形是否和谐、自然，鼻唇沟、口角线与年龄是否相称。

（2）上、下唇丰满度是否自然，审美平面是否与上、下唇协调。

（3）自然状态下，下前牙的显露是否合适，上、下颌义齿中线是否居中、对齐。

（4）正、侧貌的面部下1/3的高度是否符合设计要求，比例是否和谐。

（5）患者对义齿戴入后的面型是否满意。

2. 牙齿排列

（1）微笑时下前牙的显露量是否符合审美要求，临床上根据患者特点，下前牙最多显露牙冠长度1/2。

（2）口角颊间隙是否有适当体现。

（3）患者发音是否清晰。嘱患者发"s"舌齿音，若垂直距离过高，发音将有困难。

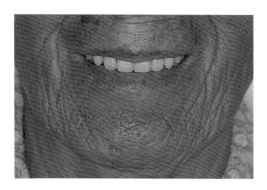 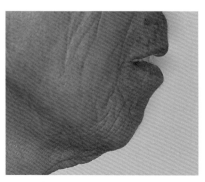

图 5-1　正貌检查　　　　　　　　　图 5-2　侧貌检查

（三）咬合检查

1. 颌位关系错误　咬合异常，颌位错误，需要重新确定颌位和排牙制作。常见现象有：

（1）明显咬合抬高或明显咬合过低现象。

（2）后牙接触，前牙开𬌗现象。

（3）下颌明显后缩，前牙深覆盖。

（4）下颌明显偏斜，上、下颌中线明显不齐。

2. 颌位关系正常　咬合基本正常，需要适当调𬌗。

（1）上、下颌后牙咬合基本达到尖窝交错，磨牙关系与排牙一致（通常是中性𬌗关系），偶有主观咬合抬高或不适感。

（2）牙尖交错咬合时，上、下颌前牙无明显接触，开闭口运动无明显障碍。

（3）下颌前伸运动可以达到平衡𬌗的要求，偶有轻度𬌗干扰。

（4）下颌侧方运动可以达到平衡𬌗的要求，偶有轻度𬌗干扰。

第 2 节　戴牙后出现的问题及处理

全口义齿戴牙包括排牙完成后的临床试戴和义齿完成后的初戴两个阶段。由于各种原因，初戴全口义齿或戴用一段时间后，患者可能出现一些影响义齿使用的问题或症状，要及时进行修改，以便保护口腔组织健康和功能恢复。口腔软组织具有弹性，义齿戴用后，由于𬌗力的作用，出现下沉现象，在骨尖、骨棱、骨突部位可能出现黏膜破溃和疼痛。有时由于患者耐受性很强，仍坚持戴用义齿，进而可造成更大的损伤。因此，全口义齿戴用后，应定期复查，以便及时发现问题，进行修改。

患者常自认为戴全口义齿后，应和真牙一样，说话、吃饭都没有任何问题。实际上戴义齿后，与患者想象不完全一样。如果是患者不适应或不会使用义齿，应耐心解释义齿和天然牙的区别，或请戴过义齿的患者现身说法，对患者进行说服。全口义齿是需患者参与配合的一种治疗方法，患者的积极使用、主动练习、耐心适应等都是非常重要的。

案例 5-1

患者，女，90岁。无牙颌，咀嚼功能差。患者9年前首次进行全口义齿修复，其间有两次再修复史，近一次修复是1年前。近半年来自觉张口及进食时义齿容易松动脱落，影响咀嚼。

口腔检查：患者上颌牙槽嵴较为丰满，颌弓呈尖圆形，前牙区牙槽黏膜松软，质地、颜色正常。下颌牙槽嵴吸收明显，呈低平状。后牙牙槽嵴处较为松软，黏膜质地、颜色正常，口底深度变浅，颌间距离变大。侧面观下颌位于上颌的前方，呈反殆状。上颌唇、颊系带形状及附着位置正常。唾液分泌量较少，黏膜干燥。

问题：分析患者全口义齿松动脱落的原因是什么？

一、固位不良

全口义齿固位不良多见于下颌，原因是多方面的。

（一）个体因素

个体因素，即患者口腔条件差，如牙槽嵴低平，黏膜较薄，唇、颊内陷，舌体变大等不利固位因素。在这种情况下，初戴义齿时，可能会出现固位不良现象，需要患者坚持戴用义齿，适应和学会使用义齿后，义齿的固位程度会逐渐提高。

（二）义齿因素

1. 休息状态时容易松动脱落

原因：①基托组织面与黏膜不密合。②基托边缘伸展不够，边缘封闭作用不佳。

处理：①采用重衬方法，在义齿基托组织面衬垫一层树脂，使基托组织面与黏膜组织紧密贴合，从而改善义齿固位力。②用自凝树脂加长边缘或者重新制作义齿的方法解决。

2. 张口、说话、打呵欠时易脱位

原因：①基托边缘过长、过厚。②唇、颊、舌系带区基托边缘缓冲不够，影响系带活动。③义齿磨光面外形过突。

处理：①磨改基托过长或过厚的边缘。②对系带部位的基托进行缓冲。③磨改形成凹面的磨光面外形，以利于面颊肌肉的挟持固位作用。

3. 固位尚好，咀嚼食物时容易脱位

原因：①缺乏平衡殆，有早接触，牙尖有干扰，使义齿翘动，破坏了边缘封闭。②磨牙后垫部位基托伸展过长，与上颌结节后缘基托相接触或接近，当下颌前伸时，上、下颌义齿后缘碰撞接触，使下颌义齿前部翘起，影响义齿固位。③人工牙排列在牙槽嵴顶的唇颊侧或舌侧，影响周围肌肉的活动。

处理：①选磨调殆，消除牙齿早接触和牙尖干扰。②将基托边缘磨短或磨薄，严重者需考虑重做义齿。③适当调改部分人工牙的颊舌面，减小牙齿的颊舌径。

二、疼 痛

疼痛是患者戴牙后常出现的现象，主要原因是全口义齿受力不均匀，损伤黏膜形成溃疡；也有少部分患者为个体原因所致，需要正确分析和研判。对于因为义齿原因引起的疼痛，临床可使用压力指示糊剂检查发现义齿基托对牙槽嵴压力过大的地方，方法是在义齿组织面涂一薄层压力指示糊剂，注意毛刷沿一个方向涂且痕迹清晰可见。将义齿小心放在牙槽嵴上，手指放在两侧第一磨牙殆面轻微加压，基托组织面的压力点区域压力指示糊剂被挤开或变薄，即可确认并磨除压力点，反复以上操作直到指示糊剂受压均匀。压力指示糊剂也可以用来检查基托边缘是否过度伸展。

（一）个体因素

1. 牙槽嵴条件差

原因：牙槽嵴呈刃状或者过度低平，义齿戴用后产生广泛的弥漫性黏膜压痛。

处理：①在义齿制作时，基托应尽量充分延展。②通过人工牙减数、减径以减小义齿所受的殆力。③通过降低牙尖斜度以减小侧向力。④改变殆型（舌侧集中殆或线性殆）。⑤采用基托加软衬材料等方式减少疼痛的出现。

2. 心理因素影响

原因：患者对自身口腔情况了解不清，对修复预期较高，不能耐受初戴适应过程。

处理：①认真评估患者口腔实际情况，降低患者修复预期。②准确做好医患沟通交流，避免产生医患纠纷。③详细检查义齿，确认属于患者心理因素的情况，应耐心解释，增强患者练习使用的信心。

（二）义齿因素

1. 组织面局部问题

原因：①在牙槽嵴上有些义齿覆盖的区域黏膜较薄，受力后容易造成组织压伤。②义齿在取戴时，进入倒凹区的基托会造成倒凹区黏膜的擦伤。③由于取印模时压力不均匀或模型有破损，造成义齿组织面不准确而刮伤组织。

处理：在磨伤或压伤的黏膜上涂甲紫，将义齿组织面擦干戴入，在损伤区对应的基托组织面上显示染色，用桃形或轮状石车针将染色处的基托组织面磨除少许，使基托组织面与组织之间有适当的空隙，这种处理称为缓冲处理。

2. 基托边缘过长或过锐

原因：①由于基托边缘伸展过长或边缘过锐，系带部位基托缓冲不够，在移行皱襞、系带部位可造成软组织红肿、破溃或组织损伤。②上颌义齿后缘过长，下颌义齿远中舌侧边缘过长时，由于组织压伤，常可出现咽喉痛或吞咽时疼痛的症状。

处理：将过长、过锐的边缘磨短和圆钝，症状即可减轻，但注意避免磨除过多，以免破坏边缘封闭。

3. 咬合不平衡

原因：义齿在牙尖交错殆和前伸殆、侧方殆时有早接触或殆干扰，殆力分布不均匀，会在牙槽嵴顶上或嵴的斜面上产生弥散性的发红刺激区域。如在牙槽嵴顶上，常是牙尖早接触，过大的压力造成的。如在牙槽嵴的侧面，常是侧方殆运动时牙尖的干扰所致。例如，在牙尖交错殆时，第二磨牙有早接触，使下颌义齿向前滑移，进而使下颌前部牙槽嵴舌侧的黏膜破溃，常被误认为是舌侧基托边缘过长造成的。如将边缘磨短，而症状仍然存在时，则必须注意检查和分析问题的所在。

处理：找出早接触部位，给予磨除达到殆平衡。检查时，将下颌义齿戴入口中，医生将手指放在下颌义齿两颊侧基托上，固定卜颌义齿，然后让患者做吞咽动作，在正中关系位闭合，上、下牙齿有接触时不动，然后咬紧，如医生发现下颌义齿或下颌有滑动或扭动时，表示咬合时有早接触，必须找出早接触部位，给予磨除达到殆平衡。也可在口内取蜡殆记录，将上、下颌义齿固定在殆架上，进行选磨调殆。

4. 垂直距离过高

原因：垂直距离过高，患者戴用义齿后，感到下颌牙槽嵴普遍疼痛或压痛，不能坚持较长时间戴义齿，面颊部肌肉酸痛，上腭部有烧灼感。检查口腔黏膜无异常表现，这种情况多由于垂直距离过高或夜磨牙所致。

处理：当前牙覆𬌗不大时，可调磨后牙降低垂直距离，或重新制作义齿。

5.印模或义齿制作问题

原因：取印模时局部压力过大，石膏模型有破损，义齿基托组织面残留石膏或有树脂瘤，导致相应部位黏膜压迫，出现压痛。印模不准确，印模或模型变形，或由于义齿制作的问题，使基托与组织不密合，导致承托组织压力不均衡而出现压痛。

处理：义齿重衬，基托加软衬材料或者重新制作义齿。

三、发音障碍

（一）过程因素

原因：一般情况下，全口义齿初戴时，常发音不清楚。

处理：初戴不适，坚持戴用逐渐适应。

（二）义齿因素

1.牙齿排列的位置不正确

原因：如牙齿排列的位置不正确就会使发音不清或有哨音。哨音产生的原因是后部牙弓狭窄，尤其在前磨牙区，使舌活动空间减小，舌活动受限，使舌背与腭面之间形成很小的空气排逸道；基托前部的腭面太光滑；前牙舌面过于光滑等。

处理：调改人工牙排列位置，将下颌舌侧基托磨薄一些，使舌活动空间加大等。

2.义齿基托形态

原因：制作义齿时没有形成腭皱和切牙乳头形态，基托过厚。

处理：将上颌基托前部形成腭皱和切牙乳突的形态，即上前牙舌面隆凸、舌面窝和舌外展隙的形态。

四、恶　心

原因：部分患者在初戴义齿时，常出现恶心，甚至呕吐。常见的原因：①上、下颌义齿后缘伸展过长或义齿基托后缘与口腔黏膜不密合。②咽喉敏感，唾液刺激黏膜而发痒，引起恶心。③上、下前牙接触而后牙颊尖没有接触，义齿后端翘动而刺激黏膜，引起患者感到恶心。④上颌义齿后缘基托过厚，下颌义齿远中舌侧基托过厚而挤压舌也可引起恶心。⑤更年期的患者往往也容易产生恶心的症状。

处理：应根据具体情况，将基托后缘磨短，如后缘与黏膜不密合，可用室温固化塑料重衬，加强上颌义齿后缘封闭作用；调𬌗；修改上、下颌义齿基托的厚度，如因咽喉敏感所致，嘱咐患者坚持佩戴义齿3～5天多能适应。

五、咬颊、咬舌

1.牙列缺失长期未修复

原因：后牙缺失时间过久，两颊部向内凹陷，或舌体变大而造成咬颊或咬舌现象。

处理：经过戴用一段时间后，常可自行改善。必要时可加厚颊侧基托，将颊部组织推向外侧。

2.后牙排列问题

原因：后牙排列覆盖不足或者呈对刃𬌗，出现咬颊或咬舌时。

处理：可磨改上颌后牙颊尖舌侧斜面和下颌后牙颊尖颊侧斜面，加大覆盖，解决咬颊现象。

3.上、下颌基托远中端咬合间隙过小

原因：咬合间隙过小，颊部软组织容易被上颌结节和磨牙后垫部位的上、下颌基托夹住。

处理：可将基托磨薄，增加上、下基托的间隙。

六、咀嚼功能不良

原因：全口义齿咀嚼功能不良的原因，常因上、下颌牙咬合关系不良，接触面积小，或在调磨咬合过程中，磨去了应有的尖窝解剖形态；垂直距离低，患者咀嚼时用不上力，吃饭慢；垂直距离高，易致舌肌疲劳。

处理：通过调𬌗增加𬌗面接触面积，磨改人工牙𬌗面，恢复尖窝解剖外形和食物溢出道。垂直距离低，需增加义齿高度，重新制作义齿。垂直距离过高，调𬌗，降低垂直距离或重新制作义齿。

七、义齿性口炎

义齿性口炎（denture stomatitis）是指在义齿基托下的黏膜所产生的局部或弥漫性炎症，多发生在女性，上颌多于下颌。常见口腔腭部黏膜呈猩红色，或有点状出血、红斑、假膜。除去假膜呈溃疡面，严重的可伴有颗粒状乳头增生。常合并口角炎和舌炎。由于老年人皮肤弹性降低，牙齿排列位置不当，使口角区皮肤产生皱褶，长期受唾液浸渍，而易感染真菌，口角区皮肤呈粉红色，皲裂，湿白，糜烂。舌乳头萎缩，光滑或有纵裂。患者自觉有口干、烧灼感，不敢吃刺激性食物。

原因：口腔卫生不良，夜间戴义齿，义齿基托与组织不密贴或过紧，𬌗关系不正常造成的黏膜创伤，使黏膜抵抗力降低，易致白念珠菌感染。

处理：停戴义齿，将义齿浸泡在2.5%碳酸氢钠溶液中，口含制霉菌素50万单位，每天3次，每次1片，口服维生素B$_2$。口角用克霉唑软膏和金霉素软膏交替涂敷，1个疗程为2周，一般需1～2个疗程，本病容易复发。对不合适的义齿，应进行调𬌗，重衬或重做义齿。患者需认真刷洗义齿，保持口腔卫生。

自 测 题

1. 全口义齿初戴时，用双手交替加压检查，发现上颌义齿左右翘动，最常见的原因是（　　）
   A. 腭部硬区相应基托组织面未缓冲
   B. 义齿边缘过短
   C. 牙槽嵴唇颊侧有倒凹区
   D. 系带附丽接近牙槽嵴
   E. 牙槽嵴顶有小瘤子

2. 某患者，全口义齿初戴，发现下颌偏右后退约4mm，无压痛及义齿无法就位等情况，首先考虑的处理方法是（　　）
   A. 基托重衬
   B. 选磨
   C. 重新进行全口义齿修复

   D. 磨改基托边缘
   E. 等待患者适应

3. 患者，男，73岁。全口义齿初戴后，咬合时上腭部疼痛，查上颌硬腭区黏膜红肿，首选处理方法是（　　）
   A. 硬腭区重衬
   B. 基托组织面相应处做缓冲
   C. 调𬌗
   D. 重新制作义齿
   E. 基托组织面重衬

4. 全口义齿初戴时，基托不密合的原因主要是（　　）
   A. 基托厚度不够　　B. 患者牙槽嵴低平
   C. 人工牙接触不良　D. 基托聚合收缩
   E. 基托边缘封闭不良

5. 全口义齿初戴后，说话时上、下颌人工牙有碰击声，原因是（　　）
   A. 基托变形 　　　　　　B. 采用了瓷牙
   C. 患者没有适应 　　　　D. 垂直距离过高
   E. 固位不良

6. 导致下颌义齿偏斜的主要原因是（　　）
   A. 热处理失误
   B. 水平颌位关系不正确
   C. 印模错误
   D. 垂直距离不正确
   E. 患者不能正确使用义齿

7. 全口义齿初戴，下颌义齿基托需要缓冲的地方是（　　）
   A. 磨牙后垫 　　　　　　B. 舌侧翼缘区
   C. 前牙牙槽嵴 　　　　　D. 后牙牙槽嵴
   E. 下颌舌骨嵴

8. 全口义齿初戴，患者容易出现的现象有（　　）
   A. 容易脱位 　　　　　　B. 发音不清楚
   C. 进食不习惯 　　　　　D. 唾液增加
   E. 以上都是

9. 全口义齿初戴时，常常需要选磨，以下哪个原因不正确（　　）
   A. 初戴义齿可能会下沉不均匀
   B. 垂直距离过高
   C. 人工牙形态不合乎要求
   D. 𬌗架不能完全模拟颞下颌关节运动
   E. 义齿制作过程中的误差

10. 全口义齿初戴，发现下颌义齿翘动，支点常位于（　　）
    A. 舌系带 　　　　　　　B. 唇系带
    C. 磨牙后垫 　　　　　　D. 牙槽嵴顶
    E. 下颌突

11. 戴用全口义齿，静止时固位良好，吃饭时易脱位，处理的方法为（　　）
    A. 加高垂直距离 　　　　B. 重新制作义齿
    C. 义齿重衬 　　　　　　D. 选磨调𬌗
    E. 加长基托后缘

12. 义齿使用一段时间后，基托与组织面密合，以下可以解决问题的方法是（　　）
    A. 加长基托边缘 　　　　B. 调磨基托组织面
    C. 义齿重衬 　　　　　　D. 组织面缓冲
    E. 进行人工牙调𬌗

13. 全口义齿修复，下列哪项不是造成咀嚼功能不良的原因（　　）
    A. 基托后缘过长 　　　　B. 义齿固位不良

C. 𬌗面调磨过多 　　　　D. 咀嚼时产生疼痛
E. 垂直距离过低

14. 戴用义齿出现疼痛，需要对基托进行缓冲，确定缓冲点的方法是（　　）
    A. 根据患者口述结合医师的经验确定
    B. 主要凭医师的经验确定
    C. 用咬合纸放于基托与黏膜之间，让患者做咬牙运动
    D. 将甲紫擦于患处，并将擦干的义齿戴入患者口内
    E. 根据患者口述确定

15. 全口义齿初戴时发生翘动的原因除外（　　）
    A. 基托变形 　　　　　　B. 人工牙颊侧有早接触
    C. 人工牙排列偏颊侧 　　D. 上颌突过大
    E. 垂直距离过高

16. 下列哪一项不是戴用全口义齿后产生恶心现象的原因（　　）
    A. 上颌义齿基托后缘与黏膜不贴合
    B. 咽喉反射敏感
    C. 上颌义齿基托后缘伸展过长
    D. 上颌义齿基托后缘伸展过短
    E. 下颌义齿远中舌侧基托过长过厚

17. 戴全口义齿后，义齿基托造成口腔黏膜红肿疼痛，正确的处理方法为（　　）
    A. 坚持戴用，直到适应
    B. 立即就医
    C. 适当口服抗生素
    D. 取下义齿，局部用药，休息几天再戴即可
    E. 嘱咐患者自行用砂纸、小刀等刮具磨义齿组织面

18. 全口义齿试戴的时间是在（　　）
    A. 义齿完成后 　　　　　B. 确定好颌位关系后
    C. 义齿蜡型完成后 　　　D. 排列完前牙后
    E. 个别托盘完成后

19. 试戴时，判断垂直距离是否合适，可采取下列方法除了（　　）
    A. 戴入义齿后，是否不敢张口
    B. 面部比例是否自然协调
    C. 鼻唇沟、颏唇沟深度是否合适
    D. 说话时上、下牙之间是否有碰击声
    E. 观察面部下1/3高度是否自然

20. 发"f"音时，与上前牙切缘接触的是（　　）
    A. 下前牙切缘 　　　　　B. 舌尖
    C. 下唇 　　　　　　　　D. A+B
    E. 硬腭

（辛金红　冯梓峻　何　冰）

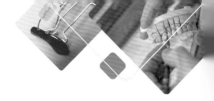

第**6**章
全口义齿的修理

第1节 基托折裂或折断

一、基托折裂或折断的原因

1. 不慎摔落　由于义齿在结构上会存在一些薄弱的环节，在不慎掉落地上或使用不慎，均会造成基托在薄弱环节的折裂或折断。

2. 殆力不平衡

（1）排牙的问题　两侧后牙排列在牙槽嵴顶的外侧，咬合时义齿不稳定，以牙槽嵴或上颌硬区为支点左右翘动，造成义齿的纵裂。

（2）平衡殆的问题　前伸殆、侧方殆咬合不平衡，存在早接触和殆干扰，造成基托的折断或折裂。

（3）基托不密合的问题　由于牙槽嵴的吸收，使基托组织面与组织之间不密合，义齿有翘动而使义齿折裂。

二、基托折裂或折断的修理

根据不同折裂或折断情况和部位，可采取以下方法进行修理。

（一）折断部分能对合

1. 断端对位固定　如折断的唇或颊侧基托仍可以对合（图6-1），可用粘接剂（如502胶）将断端准确对位粘固（图6-2），将折断的义齿对合粘接成整体。或用烧红的蜡刀在磨光面的裂隙处，与裂隙垂直的方向每隔2~3mm烫一下，以使折断的两部分暂时粘接在一起。也可将折断的义齿两部分对位后，用废旧的磨头数根横贯折断线，磨头的两端用蜡固定，从而将两部分连接起来。

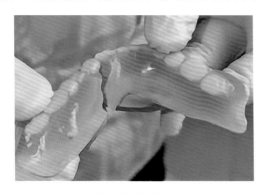

图6-1　义齿断裂可以对合

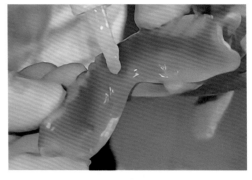

图6-2　断面涂布502胶

2. 灌注石膏模型　调拌石膏，灌注模型，待石膏硬固后，将义齿从模型上取下（图6-3）。

3. 打磨断端　用磨头打磨折裂基托断端，两端各磨除3~5mm，深度达到组织面，使裂隙加宽。

4.涂分离剂　在模型上涂分离剂，自然干燥。

5.自凝树脂修补　将折断的唇或颊侧基托和义齿准确就位于模型上，调拌自凝树脂，填补裂隙进行修理（图6-4）。

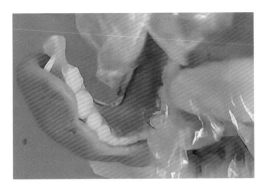 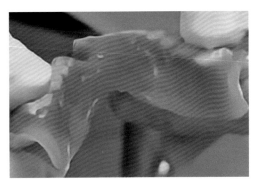

图6-3　固定模型　　　　　　　　　　　　　图6-4　修理完成

（二）折断部分不能对合

如折断的唇或颊侧基托丢失或呈碎块，不能再对合时，可用蜡或印模膏放在基托折断的部位，在口内恢复缺损的基托外形，然后灌注模型、装盒，在模型上直接用自凝树脂恢复唇或颊侧缺损的基托，或按常规热处理。

义齿基托折断修理时要特别注意，基托组织面不要进入塑料，以免影响义齿的就位和固位。如果为殆力不平衡造成的折断，当修理好后，需在口内调殆，必要时重衬。

第2节　人工牙折断或脱落

一、人工牙折断或脱落的原因

人工牙折断或脱落的原因主要有：①人工牙与基托结合面积过小。②固定黏蜡或基托蜡未去除干净。③人工牙盖嵴部误涂了分离剂。④充填树脂时压盒力量不够或树脂量不足。⑤瓷牙固位钉不牢或固位孔过小、不通畅。⑥义齿不慎摔落等。

二、人工牙折断或脱落的修理

（一）少数人工牙折断或脱落

1.去除折断人工牙　如果是树脂牙折断，先用磨头将折断的人工牙及其舌侧基托磨除，保留原来的唇侧基托，以免唇侧新旧塑料颜色不一致而影响美观。如果是瓷牙折断，先用裂钻从舌侧龈缘处去除塑料及折断瓷牙。人工牙去除后，可适当扩大人工牙窝。

2.选择人工牙　按照义齿上人工牙的形状、颜色、大小选择相近似的人工牙。

3.排列人工牙　按照排牙要求，磨改人工牙至合适大小，调拌自凝树脂将其固定于合适位置。也可用蜡固定，用常规方法热处理。

4.打磨抛光完成。

（二）多数人工牙折断或脱落

如需修补的牙齿数目较多，可先按要求将人工牙排好，用蜡固定，并雕刻出唇颊侧龈缘形态，在唇颊侧涂分离剂后用石膏灌注模型，将义齿与模型一起固定在型盒内，除蜡后，用热凝树脂按常规方法处理。

需要注意的是，无论是前牙还是后牙，人工牙脱落或折断的修理要考虑咬合关系的变化，修好后要进行调殆。

第3节　全口义齿软衬

一、全口义齿软衬的材料

义齿软衬材料是一种具有柔性和弹性的软性聚合体，通过对义齿组织面的衬垫，可以缓冲咬合压力，减轻或消除压痛，同时提高基托与承托区黏膜的密合性，改善义齿的固位和稳定性。由于软衬材料具有一定的弹性，使得牙槽骨上的部分倒凹区有可能被用来进行义齿固位。目前临床应用的弹性义齿衬垫材料主要有丙烯酸酯类软衬材料和硅橡胶类软衬材料两种。前者主要用于短期软衬；后者主要用于中长期软衬。两类材料都有热固化型和室温固化型。

（一）丙烯酸酯类软衬材料

1. 组成

（1）粉剂　主要含有聚甲基丙烯酸乙酯（PEMA）均聚粉或甲基丙烯酸乙酯与甲基丙烯酸丙酯或丁酯的共聚粉。还含有引发剂和颜料。

（2）液剂　主要含有甲基丙烯酸丁酯、增塑剂水杨酸苄酯或邻苯二甲酸二丁酯和乙醇。

粉液调和后，增塑剂能缓慢渗入粉剂的颗粒内，使材料转变为面团状可塑物。当增塑剂完全渗入后，调和物最终转变为具有柔软黏弹性的凝胶物质，乙醇的作用主要是使增塑剂向粉剂中渗透的速度加快，缩短固化时间。

2. 性能　丙烯酸酯类软衬材料与基托树脂属同类聚合物，在结合界面易互溶，形成化学结合。一般作为暂时性的软衬材料使用，在口腔环境中能保持一定黏弹性数天至数周。使用一段时间后，软衬材料与基托的粘接强度逐渐下降，变硬变色而失去功效。丙烯酸酯类软衬材料一般都含有低分子量的增塑剂。长期使用，增塑剂会从材料缓慢析出，最终导致材料失去弹性而变硬。析出的增塑剂被认为可能对人体有潜在危害，但是却能阻止真菌在软衬材料上的附着和生长。

（二）硅橡胶类软衬材料

按照固化方式，硅橡胶类义齿软衬材料可分为热固化型和室温固化型两类。

1. 热固化型　由甲基乙烯基硅橡胶、气相SiO_2、柔软剂、颜料和引发剂组成。强度及耐老化性能较好，但与基托树脂的粘接性较差，需用专门的粘接剂，且表面不易打磨抛光，容易附着细菌，尤其是真菌。

2. 室温固化型　可分为单组分型和双组分型两种。

（1）单组分型　由端羟基聚二甲基硅氧烷、交联剂、催化剂和填料组成，制成膏状物，装入隔离空气湿气的密封容器中。使用时不用调和，在口腔内直接固化，与基托树脂粘接牢固。但是，这种材料的固化主要依赖于空气中水分向其中的渗透，固化速度较慢，一般表面先固化，然后逐渐向深处进行，衬垫较厚处固化更慢。

（2）双组分型　又可分为缩合型和加成型两种，它们在组成上与硅橡胶印模材料很相似。缩合型硅橡胶类义齿软衬材料使用方便，但机械强度低、耐老化性能差，很难与基托形成良好粘接，需用专门的粘接剂，而且在固化过程中有小分子析出，聚合物易出现孔隙和体积收缩，形态稳定性差。加成型硅橡胶类义齿软衬材料的优点是在固化过程中无小分子析出，形态稳定性好。而其机械强度较热固化型硅橡胶差，也需要专门的粘接剂，且易受硫化物、含氮化合物及含磷化合物的影响，致使材料最终不能固化。

二、全口义齿软衬的方法

由于两类软衬材料都有热固化型和室温固化型，所以进行全口义齿软衬的方法就会有直接法和间接法两种。需要注意的是，重衬前都应先检查牙尖交错𬌗是否正确，非牙尖交错𬌗有无𬌗干扰，有无压痛和黏膜破溃等，如有上述情况应先行处理，然后再重衬。

（一）直接法

大多数的丙烯酸酯类软衬材料以及室温固化型硅橡胶类软衬材料采用口腔内直接衬垫法进行应用。软衬材料的缺点是不易抛光，且时间长了易老化。方法如下。

1. 将义齿刷洗干净，组织面均匀地打磨掉1～2mm，形成粗糙面，保证能形成相应厚度的软衬为准（图6-5），但要注意防止基托断裂。

2. 为避免软衬材料粘在磨光面和人工牙上，在磨光面及牙面上涂凡士林或蜡。

3. 在基托组织面及周围边缘上涂软衬单体（图6-6），同时患者口腔黏膜上涂液体石蜡或分离剂。

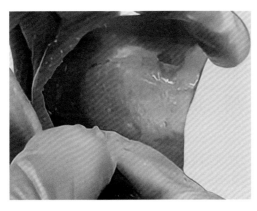
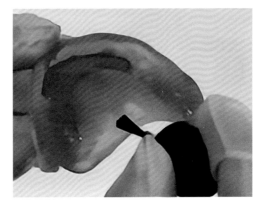

图6-5　均匀磨除组织面　　　　图6-6　涂软衬单体

4. 将一定比例的粉剂和单体调和，呈糊状后，把调和好的材料放置在义齿的组织面上，将义齿戴入患者口内，引导患者下颌闭合在牙尖交错位，检查咬合，并让患者做各种功能性运动，进行边缘功能性整塑，多余的材料会溢出（图6-7）。

5. 材料稍变硬时，将义齿从患者口内取出。为了防止取下义齿时材料扭动变形，可让患者漱口使义齿松动进而取下。

6. 检查义齿，如边缘有缺损或组织面有缺陷，可在此区域补加材料。补衬时，先将组织面表面擦干净，重新调和软衬材料，凝固后用锋利的刀具去除多余软衬材料（图6-8），将边缘及表面磨光。

7. 最后戴入患者口内，检查义齿的固位、稳定和咬合。

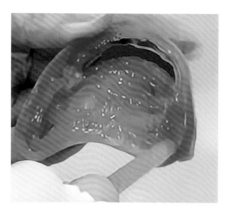

图 6-7　重衬

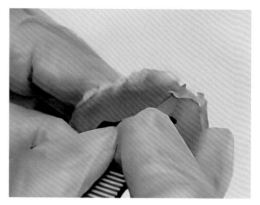

图 6-8　去除多余软衬材料

（二）间接法

热固化型硅橡胶义齿软衬材料采用间接衬垫法衬垫，常规水浴热处理固化，温度及时间因不同产品而不同，应按照说明书推荐的方法进行。适用于义齿基托边缘短，组织面和组织之间不吻合面积较大的情况。

1. 先将义齿刷洗干净，将组织面均匀磨去 1～2mm，以保证能形成相应厚度的软衬为准，但要注意防止基托断裂。

2. 调拌适当的弹性印模材料，放入义齿组织面，戴入患者口内，嘱患者咬在牙尖交错位，做主动的肌能修整。放置的印模材料量不宜过多、过稠，以免影响义齿垂直距离和咬合关系。

3. 待印模材料凝固后，让患者漱口或自唇侧边缘滴水，破坏边缘封闭后，从口内取出义齿，去除过多的印模材料，直接灌模。

4. 围模灌注石膏，组织面灌注石膏不能有气泡，不能从模型上取下义齿或使义齿松动。

5. 常规包埋、装盒、去蜡。

6. 其他操作步骤如常规方法。

自 测 题

1. 在全口义齿基托折裂修复时，磨除断端两侧基托的斜面宽度是（　　）
   A. 3～5mm
   B. 0.5mm
   C. 2.5～3.0mm
   D. 6.0mm
   E. 1.5～2.0mm

2. 哪项不属于全口义齿重衬材料（　　）
   A. 自凝基托树脂
   B. 热凝基托树脂
   C. 氧化锌丁香油粘固剂
   D. 光固化基托树脂
   E. 自凝软衬基托树脂

3. 直接法重衬前的准备，不包括（　　）
   A. 将义齿浸泡在温水中 3～5 分钟
   B. 磨光面和牙面涂布凡士林
   C. 组织面均匀磨除约 1mm
   D. 基托组织面和周围边缘涂布单体
   E. 患者口腔黏膜上涂布液体石蜡

（赵志华　何　冰）

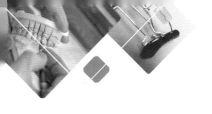

第7章
单颌全口义齿与即刻全口义齿

第1节　单颌全口义齿的修复

单颌全口义齿（single complete denture）是指上颌或下颌为全口义齿，其对颌为天然牙列或牙列缺损已修复，也可称为半口义齿。单颌全口义齿修复的制作和修改难度常较全口义齿大，修复时应了解修复特点和掌握修复原则。

一、单颌全口义齿的修复特点

（一）无牙颌颌弓与对颌牙弓不协调

牙列缺失后，上颌无牙颌牙槽嵴的吸收特点是前部向后，后部变窄，颌弓变小。而下颌无牙颌牙槽嵴的吸收特点是前部向前，后部变宽，颌弓变大。牙槽嵴吸收越多，牙槽嵴顶与对颌天然牙的位置越不协调，给人工牙排列造成困难。

（二）天然牙列的𬌗曲线很少符合全口义齿平衡𬌗的要求

这里的𬌗曲线指的是补偿曲线及横𬌗曲线。因为上、下颌天然牙列间本身不具有前伸和侧方平衡𬌗，可能存在某种程度的深覆𬌗、深覆盖，对颌牙可能有伸长、低位、倾斜、错位，以及严重磨损等，导致𬌗曲线异常。上述情况均不利于单颌全口义齿咬合平衡的建立，需通过对对颌天然牙进行调𬌗来改善，但调𬌗的作用有限。单颌全口义齿人工牙的排列，在一定程度上受对颌天然牙列所左右，容易因𬌗干扰而脱位。

（三）天然牙列和无牙颌的负荷能力相差较大

有学者测得天然牙和无牙颌的𬌗力耐受值分别为56.75kg和9.08kg，两者之比约为6∶1。天然牙过大的咬合力使对颌牙槽嵴负担过重，因此，单颌全口义齿患者更易出现疼痛，也易出现义齿折断的现象。

（四）保持原有咀嚼习惯

患者更容易保持原有咀嚼习惯，如喜爱吃较硬食物，或粗嚼快咽的习惯。这些习惯会加重无牙颌支持组织的负荷，也不利于单颌全口义齿的稳定。

二、单颌全口义齿的修复原则

单颌全口义齿修复既要考虑对颌牙列情况，又要符合全口义齿的修复要求。主要有以下几点原则。

（一）尽可能改善对颌牙的殆曲线

在修复前通过调磨、冠桥修复及可摘局部义齿修复等方法使对颌殆曲线符合全口义齿修复的要求。

（二）排牙优先考虑固位和稳定

上无牙颌牙弓相对窄小，因此前牙不能过度向唇侧倾斜，切忌覆殆过深，必要时排对刃殆或反殆。上颌后牙排列不能过分偏颊侧，必要时排反殆。

（三）分散、减小殆力

要尽量扩大基托面积，根据情况使人工牙减数减径，认真排除前伸和侧方运动中的殆干扰。

（四）增加义齿强度

可在树脂基托中加金属网，上颌义齿腭侧可用金属基托，以增加基托强度，防止基托折裂。人工牙最好采用耐磨损的硬质树脂牙。

三、单颌全口义齿的修复方法

（一）上颌半口义齿

上颌牙全部缺失，而下颌是完整的牙列或有牙列缺损。如果下颌后牙是游离缺失，只剩余下颌前牙时，下颌前牙常有过长，在咬合时殆力集中在前牙区，上颌前部受力较大；或由于排列上颌前牙时，为了照顾美观，将上颌前牙排列过向唇侧，以致加速上颌前部牙槽嵴吸收，而形成松软黏膜组织。如果仅剩余两侧磨牙时，特别要注意磨牙是否有过长，有时磨牙过长接近上颌结节，当下颌做前伸或侧方运动时，会推动上颌半口义齿，导致义齿翘动而影响义齿固位和稳定。

制作上颌半口义齿时应注意以下几点：

1. 调殆　调磨过长的下颌前牙唇斜面，减低牙冠的高度，调磨过高、过锐的后牙牙尖及锐利边缘。当后牙由于磨损往往形成颊尖低、舌尖过高的反横殆曲线时，应减低舌尖的高度。尽量使殆平面和殆曲线接近于正常。如两侧余牙殆平面呈一高一低，或余牙呈台阶状，可将低位牙采用高嵌体、殆垫修复来改善殆曲线。

2. 取功能式印模　为了义齿的固位和稳定，应取功能式印模，以获得适当的边缘伸展及封闭。必要时需做个别托盘。

3. 排牙　减小前牙的覆殆，适当地增大覆盖，可将上颌前部殆平面适当地上提，有利于前伸殆平衡和义齿的固位和功能。后牙尽量排在牙槽嵴上，必要时后牙可排成对刃殆或反殆，以减小杠杆力量，防止义齿的纵向折裂。将人工后牙与对颌天然牙的咬合接触调整成舌向集中殆，使垂直向殆力传导方向接近牙槽嵴顶，简化咬合接触，减少咬合接触点，排除前伸和侧方运动中的殆干扰。这样易于达到咬合平衡，有利于义齿稳定，也可减轻牙槽嵴负担。

（二）下颌半口义齿

当下颌牙全部缺失，而上颌是天然牙或有牙列缺损时，由于下颌承托区面积小，牙槽骨有萎缩，而对颌为天然牙，对颌殆力大，患者戴义齿后常常产生疼痛。下颌半口义齿固位差。

制作下颌半口义齿时，应注意以下几点。

1. 调磨上颌个别过长牙、尖锐牙尖及锐利边缘，减小侧向殆力。

2. 取功能式印模，获得适当的边缘伸展和良好的边缘封闭，两侧后缘应盖过磨牙后垫的1/2或全部，下颌左右两边舌侧远中翼缘伸展到内斜线下，以利于下颌义齿的固位。

3.殆力集中在牙槽嵴顶线附近。

4.形成良好的磨光面外形。

第 2 节 即刻全口义齿的修复

即刻义齿又称预成义齿，是一种在患者的天然牙尚未拔除前预先取模制作，牙拔除后立即戴入的义齿。即刻全口义齿（immediate complete denture）是指在患者的天然牙尚未完全拔除前预先做好，牙齿拔除后立即戴入的全口义齿。即刻全口义齿是过渡性修复，是在拔牙创愈合期间短期内使用的义齿。

一、即刻义齿的修复特点

（一）即刻义齿的优点

1.对美观和功能影响小 患者在拔牙后立即戴上义齿，可以保持其面部外形、语言和咀嚼功能，不妨碍患者社交活动和工作。不仅可以免除患者缺牙的痛苦，而且可在患者颌面肌肉、颊舌软组织以及颞下颌关节尚未发生改变的情况下，立即戴上义齿。因此，患者可很快地习惯使用义齿。

2.容易获得正确的颌位关系 在制作即刻全口义齿时，因患者口内尚存留部分天然牙，保持着原有的咬合关系和颌间距离，同时颌面部肌肉的张力和颞下颌关节也未发生改变，所以比较容易确定颌位关系。

3.有利于创口恢复 拔牙后立即戴入义齿，对拔牙创施加压力，有利于止血，同时还可以保护伤口，使其不至受食物的刺激而引起感染，减轻患者的疼痛，并加速伤口愈合。

4.减小牙槽嵴的吸收 因为拔牙后立即戴入义齿，能即时恢复生理的功能性刺激，保护牙槽嵴的健康，防止失用性萎缩。

5.仿真效果好 医生可以参照患者口内存留的天然牙，选择形状、大小、颜色相似的人工牙，根据天然牙的位置、牙弓的形状排列人工牙。

（二）即刻义齿的缺点

1.戴即刻义齿后，需较长时间进行观察和必要的处理。即刻义齿是在拔牙前取印模，在模型上将牙齿去除，所形成的牙槽嵴形态与拔牙后不可能一致。即刻义齿在戴牙时基托会不密合。此外，在拔牙后的3个月内，牙槽嵴吸收改建变化大。义齿基托与牙槽嵴之间间隙明显者，必要时重衬处理。否则，义齿将会产生不利的杠杆作用，加速牙槽嵴的吸收，使基牙或支持组织受损伤，甚至造成义齿的折裂。

2.由于一次需要拔除多颗牙齿，同时修整牙槽骨，且拔牙、手术和戴牙在同一时间内完成，需要较长的诊治时间，手术创伤大。对于年龄较大和体弱的患者，必须慎重考虑是否适宜。也可以少量拔牙后戴用即刻可摘局部义齿，再分次拔出余牙，同时随时在义齿上加牙、接托修理。在拔除最后余牙后，将义齿改建成过渡性全口义齿。这样既可以避免患者一次性拔除大量牙齿的痛苦，又能够随时有过渡义齿维持功能，患者也更容易适应全口义齿。

（三）即刻全口义齿的适应证与禁忌证

1.适应证

（1）适用于全口多数余留牙健康状况差、不能保留的病例。因患者对美观、发音、咀嚼功能的要求高，无法忍受因缺牙而影响工作和社交者，如教师、演员等有广泛社交需求的患者。

（2）适用于全身及局部健康状况良好，可以一次耐受拔除较多牙齿的患者，特别是青年或中年人。

2. 禁忌证　有心血管疾病、血液疾病、糖尿病、结核病等慢性病患者，由于不能忍受拔除较多的牙齿和手术，加以这类患者的新陈代谢多不正常，抵抗力较低，手术后伤口不易愈合，故不宜做即刻义齿。此外，局部患有急性根尖周炎、牙槽脓肿、急性牙周炎等，以及其他全身疾病属于拔牙禁忌证的情况，也不宜采用即刻全口义齿修复。

二、即刻全口义齿的修复方法

即刻全口义齿一般适用于后牙缺失，前牙不适合保留的患者。若尚有多数不宜保留的后牙存在，应先拔除后牙，只保留前牙和有正常咬合接触的前磨牙，这可作为制作即刻全口义齿时确定颌位关系的依据。修复步骤如下。

（一）留记录

拔牙前保留口腔情况并做详细的记录是十分重要的。这是制作过程中不可缺少的参考资料，包括详细检查和记录余留牙的龈袋深度。余留牙作X线片检查，了解根尖周有无病变和牙槽骨的吸收情况。然后制取全口记存模型，用𬌗托取颌位关系记录，作为以后确定颌位关系和排牙时的参考。对于有明显𬌗干扰，造成颌位关系异常的，应在取印模和确定颌位关系前，先行调磨干扰或拔除。

（二）取印模

即刻全口义齿的印模要求和方法与一般全口义齿基本相同。但由于天然牙的高度和无牙区牙槽嵴的高度相差较大，最好选用大小、形状合适的一般局部义齿托盘，在相对无牙区牙槽嵴处的托盘底上，放置印模膏取初印模，使其获得良好的边缘伸展，然后去除余留牙舌侧和印模边缘的组织倒凹区，以便取终印模时保证压力均匀和印模材料有均匀的厚度。也可制作个别托盘，采用二次印模法，以求获得准确的功能式印模，然后灌注石膏模型。要求印模边缘必须完整准确，以使义齿基托边缘封闭。

（三）确定颌位关系

可以根据口内尚存的天然牙记录颌位关系。其方法是在模型上做好暂基托，并在缺牙区基托上放置适当高度的蜡堤，将蜡堤烫软，把𬌗托放入口内，嘱患者做正中咬合，记录上下颌位关系。

在做颌位关系记录时，应仔细检查患者的颌位关系有无异常变化。后牙早失的患者，常习惯于下颌前伸，用前牙咬切；一侧后牙缺失患者，习惯用另一侧牙齿咀嚼；或虽有后牙存在，由于在咬合时牙尖有异常接触，迫使下颌向前、向后或向侧方移位。对于这类患者，在记录颌位时，应使其颌面部肌肉放松，调磨影响下颌回到牙尖交错位的障碍点，或拔除个别有严重障碍的牙齿，以求获得正确的颌位关系记录。

（四）试牙

模型固定到𬌗架以后，可按照上下颌位关系，先排列缺失的后牙。排牙的方法与全口义齿相同，将排好后牙的基托戴入口内，检查咬合关系是否准确。如有不恰当之处，应予以及时改正。

（五）模型修整与排牙

排好后牙的蜡基托，经口内试戴合适后，放置在𬌗架的上、下颌模型上。在排列前牙之前，要削除余留的石膏牙，同时还应将模型做适当的修整。

1. 削除和修刮模型的方法

（1）在削除石膏牙之前，先将中线标记在模型边缘侧面。然后依据牙周检查时测得的龈沟或牙周袋深度，用铅笔在模型上将每个牙的龈沟底或袋底位置画线标记。

（2）凡不做牙槽骨修整术的牙齿，可平齐龈乳头连线削除石膏牙，然后根据各个牙的龈袋深度和X线片显示牙槽骨吸收的程度，修刮模型牙槽嵴。一般唇颊面的刮除应多于舌腭侧，龈袋正常的唇侧可修刮2~3mm，舌腭侧的刮除一般不超过2mm，再将唇舌侧两斜面修整成圆钝形牙槽嵴。有牙周袋者，应根据测得的牙周袋深度和X线片显示的牙槽骨吸收情况确定刮除量，深者可刮除更多。

（3）对需作牙槽骨修整手术的患者，除按照上述的要求修刮模型外，还要修除唇颊侧骨隆突区的石膏，以消除组织倒凹区。

（4）石膏牙的削除可分次进行，也可一次完成。

（六）外科拔牙和义齿戴入

在拔牙的同时，对牙槽骨尖颌组织倒凹区进行手术修整。外科手术完成后，将浸泡在消毒液中的义齿取出，用生理盐水冲洗干净，戴入口内。如有压痛或义齿不能就位时，可适当进行磨改，直至义齿顺利就位，并初步调𬌗。

（七）戴牙后的护理

1. 初戴义齿24小时之内最好不摘下义齿，以免影响血块形成，而且手术后组织有水肿现象，义齿取下后再戴入就比较困难，可能刺激伤口引起疼痛。必要时服用镇痛药或在面部做冰敷。

2. 初戴24小时之内应吃流质食物，不要吃较硬或过热的食物，以免刺激伤口疼痛，或引起术后出血。

3. 次日到医院复查。摘下义齿，用生理盐水冲洗伤口。详细了解并检查患者戴用义齿情况，磨改义齿的压痛区，调𬌗。

4. 拔牙5天后拆除缝线，再次检查和磨改义齿。

5. 戴义齿1个月左右之后，如检查发现基托与牙槽嵴黏膜之间有明显的间隙时，应进行重衬处理。3个月后，牙槽嵴吸收基本稳定，可开始正式全口义齿修复。

自 测 题

1. 单颌全口义齿的修复原则不包括（   ）

A. 尽可能改善对颌牙的𬌗曲线

B. 排牙时，要优先考虑单颌全口义齿的固位和稳定

C. 分散、减小𬌗力

D. 减小义齿强度

E. 增加义齿强度

2. 单颌全口义齿的修复特点不包括（   ）

A. 无牙颌的颌弓与对颌牙弓不协调

B. 天然牙列的𬌗曲线完全符合全口义齿平衡𬌗理论

C. 天然牙列和无牙颌的负荷能力相差较大

D. 对颌天然牙神经感觉与肌肉控制机制完好

E. 天然牙列的𬌗曲线很少符合全口义齿平衡𬌗理论的要求

3. 即刻义齿的优点不包括（   ）

A. 容易求得正确的颌位关系

B. 可以保持患者的面部外形、语言和咀嚼功能

C. 不妨碍患者社交活动和工作

D. 减少牙槽嵴的吸收

E. 加重牙槽嵴的吸收

（辛金红　冯梓峻　何　冰）

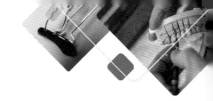

第**8**章
全口义齿的其他修复方法

全口义齿修复随着材料及工艺的不断发展，出现了一些更新颖、更科学、更精良的制作方法。如覆盖式全口义齿、全颌种植义齿及CAD/CAM全口义齿等。新的修复方法，都是在不断改进与完善传统制作方法的短板和不足，如覆盖式全口义齿较好地解决了牙槽嵴吸收和义齿本体感觉不足的问题，提升了义齿的舒适度和𬌗力分散问题；全颌种植义齿较好地解决了义齿固位的问题，提高了咀嚼效能；CAD/CAM全口义齿解决了手工排牙质量和效率的问题，提高了义齿制作质量。

但是，从目前的应用而言，新的修复方式存在着过程较为复杂、费用昂贵的实际问题，普惠性应用还需要一定的时间，传统全口义齿技术仍然是目前的主流和基础。

第1节　覆盖式全口义齿

覆盖式全口义齿是指全口义齿的基托覆盖并支持在天然牙、人工种植牙或经过完善治疗的保留牙根上的全口义齿，被覆盖的牙齿或牙根称为覆盖基牙。覆盖基牙可为天然牙，也可是种植牙或牙根。本节主要讲述以天然牙牙根为基牙的覆盖式全口义齿。

一、覆盖式全口义齿修复的生理学基础

覆盖式全口义齿与传统全口义齿的根本区别在于其基托下方除覆盖黏膜外，还覆盖经过治疗的天然牙或牙冠。既避免了牙槽骨的吸收，增加了义齿的稳固，也使义齿的生理辨识能力得到提高。

1. 牙槽骨的保存和𬌗力的分散　一方面，覆盖式全口义齿修复，使保留牙根处的牙槽骨吸收受到限制；另一方面，由于覆盖的基牙承担了部分𬌗力，减轻了无牙区牙槽骨的负担，也可延缓牙槽骨的吸收进程。

2. 本体感觉的保存　覆盖式全口义齿是支持在天然牙牙根上行使咀嚼功能的，因此保存了天然牙的生理辨识能力，能感觉出力的方向，控制力量的大小。

3. 改善冠根比　冠根比是指牙齿的牙冠与牙根的长度比，理想的临床冠根比为1:2。当牙齿随着年龄的变化，出现牙周组织退行性变或患有牙周病等疾病时，牙槽骨将出现吸收，临床牙冠会延长，冠根比会变大，咬合力量会加速牙槽骨的吸收，牙逐渐变得松动。重新调整的冠根比，减轻甚至完全消除施于基牙上的扭力和侧向力，从而减轻了牙的创伤，使牙松动状况得以改善，使余留牙得以健康保存。

二、覆盖式全口义齿的优缺点

（一）优点

1. 保护口腔组织

（1）可以保留以往传统全口义齿难以利用或需要拔除的患牙、松动牙或牙根，既免除了患者拔牙

的痛苦，也缩短了等待拔牙创口愈合的时间。特别是对有拔牙禁忌证的患者，可避免拔牙引发的风险。

（2）由于保留了牙或牙根，可有效防止或减少牙槽骨的吸收，有利于增强义齿支持、固位、稳定和保存口腔组织。

（3）通过改变覆盖基牙的冠根比（如将松动牙作截冠处理等），可降低或消除基牙侧向力和扭力，有利于覆盖基牙的牙周膜组织健康的恢复和维持。

2. 提高修复效果

（1）可减少基托下沉，降低牙槽嵴承担的𬌗力。

（2）保留了覆盖基牙，就保存了牙周膜的本体感受器和神经传导途径，也因此保留了义齿感觉力大小、方向、食物性状的辨识能力，从而提高了咀嚼效率。

（3）覆盖基牙上还可通过安装附着体，改善修复固位和使用效果。

3. 易于修理、调整　当覆盖的余留牙因某种原因必须拔除时，只需在拔牙区进行衬垫，即可改变成为常规义齿，不必重新制作。

（二）缺点

1. 覆盖基牙易龋坏　覆盖式全口义齿戴入后2～3个月即可产生龋坏。龋坏多发生在无覆盖物的冠面和根面上，或金属顶盖边缘与牙根面交界处。主要是覆盖基牙未经良好的根面处理和保护所造成的。为此，在覆盖式全口义齿修复前，必须重视覆盖基牙的防龋处理，如注意将牙的根面磨光，根面与顶盖边缘要密合等，另外还应嘱患者养成良好的口腔卫生习惯。

2. 覆盖基牙易患牙龈炎　覆盖基牙局部多为厌氧环境，卫生差，同时受基托压迫，且覆盖物的边缘刺激覆盖基牙的龈缘，若不注意清洁卫生，可导致牙龈炎，甚至发展成牙周炎，进而导致覆盖基牙的丧失。

3. 影响义齿制作　余留牙的唇、颊侧牙根区常有明显的骨突起和组织倒凹区，影响排牙和基托的外形和美观，同时影响义齿就位；而且基托组织面与黏膜不易密合，义齿基托边缘容易被破坏，使食物残渣堆积。

4. 修复时间长，费用较高　覆盖基牙的牙髓、牙周基础治疗工作量大，并在治疗后要再制作金属冠帽或附着体，需花费较多的时间和费用。

三、基牙的选择与处理

（一）基牙的选择

1. 基牙的牙周情况

（1）牙周组织无明显炎症，无出血、无溢脓。

（2）基牙无牙周袋或牙周袋较浅，有正常龈附着。

（3）牙松动度小于Ⅱ度，至少有1/2的骨组织支持。

（4）有利用价值的双根或多根牙，可作半切除术或截根术。

2. 基牙的牙体、牙髓情况

（1）牙体、牙髓病变能进行充填及完善根管治疗者。

（2）根管已钙化或不通畅，根尖无感染者可直接作为覆盖式全口义齿的基牙；根管已钙化或不通畅，根尖有感染难以治愈者应拔除。

3. 覆盖基牙的数目　要获得良好固位和稳定效果，一般单颌保留2～4个覆盖基牙，修复效果较为理想。若仅余单个牙，但条件较好者，也有保留价值。

4.覆盖基牙的位置

（1）牙位选择 前后牙均可选用，但多选择前牙，特别是尖牙，其次是第一前磨牙或第二前磨牙，磨牙少选。因为尖牙处于承受力大、牙槽骨易吸收的位置，而且尖牙的牙根为单根管，长且粗，根管治疗容易且疗效好。

（2）布局设计 覆盖式全口义齿的基牙最好分散于上下颌骨两侧，形成三角形或四边形较为理想。这样有利于获得良好的支持效果，保持全口义齿的平衡和稳定。

（二）覆盖基牙制备前的处理

1.龋齿的处理

（1）彻底去净龋坏组织，并适当做预防性扩展，做好卫生宣教和定期随访。

（2）病变涉及牙髓或根尖的，必须进行彻底、完善的根管治疗。

（3）需要截冠的牙，必须进行完善的根管治疗。

2.牙周病基牙的处理

（1）基牙经过基础治疗后，对牙周袋进行处理。

（2）截冠最好在牙周病变消除后进行。

（3）对松动牙注意缓冲，特别是孤立的松动牙。

（三）覆盖基牙的制备

根据口内余留牙的完整程度和对基牙的具体要求，将覆盖基牙分为短冠基牙和长冠基牙。

1.长冠基牙的制备 长冠基牙是指龈缘上保留有3～8mm牙冠的基牙。此种基牙暴露在口腔中的部分较长，对覆盖式全口义齿具有垂直向和侧向的支持作用，但同时受侧向力及扭力的影响较大。因此在选择长冠基牙覆盖式全口义齿时，必须严格掌握适应证，包括基牙应具有良好的支持骨；基牙数目不宜太少；颌间距离要求较大等。

用长冠基牙制作覆盖式全口义齿有两种方法：一种是仅在覆盖基牙上进行少量牙体预备，按常规方法制作义齿，完成后的义齿直接覆盖在长冠基牙上；另一种是按照制作金属全冠的方法在基牙上进行牙体预备，然后制作金属顶盖（相当于全冠），并粘固在基牙上，称为单顶盖。也可在单顶盖上再做一顶盖并固定于义齿的基托内，此为双层顶盖。最后按照常规方法完成义齿。

（1）无金属顶盖基牙的牙体制备（图8-1）

1）临床上要求基牙牙冠在龈上3～5mm，小于根长的1/2。基牙磨减量需根据患者口腔具体情况而定，原则是制备后的间隙足以保证覆盖在基牙骀面部分的人工牙有一定厚度。

2）调磨轴面突度，以求得共同就位道。

3）调磨各轴面角及边缘嵴，使基牙圆滑。

（2）有金属顶盖基牙的牙体制备（图8-2） 在长冠基牙上制作的金属顶盖为长冠顶盖，又称为筒状顶盖。由于基牙颈部至骀面的外形呈圆锥状帽形，也称冠帽。

1）临床制备基牙时，通常将牙冠磨短至龈缘以上3～5mm处，外形近似于金属全冠。

2）基牙轴面的龈骀向聚合度较全冠大，若牙周情况较差，则聚合度应增大，骀面制成圆钝形。

2.短冠基牙的制备 短冠基牙指截断牙冠的位置在平齐龈缘或龈上3mm以内。短冠基牙受水平外力的影响很小，适用于残冠残根、牙槽骨吸收、错位牙、过度倾斜牙等情况。

（1）截冠 将牙冠磨低至平齐龈缘或龈上1～3mm处。若为残根，则无须截冠。

（2）修整外形 根面口周围磨成平面，向根面周围至龈缘形成一定的弧度，光滑而圆钝，根管口位于最高处，并形成平面，即所谓小圆平顶形。

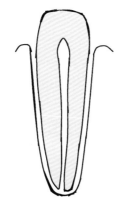

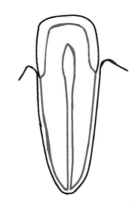

图8-1 无金属顶盖长冠基牙　　　　图8-2 有金属顶盖长冠基牙

（3）根面设计

1）银汞合金充填根管口：用倒锥钻或球钻磨除根管口上段充填物3～4mm，制备成洞固位形，并在底部形成倒凹区，常规充填银汞合金覆盖整个根管口，高度抛光（图8-3）。对易患龋者不宜采用此法。

2）牙根表面制作铸造金属顶盖：将根面制备至平齐龈缘或龈上0.5～2.0mm，唇颊面可多磨除些。用裂钻去除根管上段3～4mm的充填物，从根管口处向根尖方向制备出直径1.5～2.0mm、深4～5mm的桩道，以容纳固位桩。用直接法或间接法完成顶盖蜡型，要求边缘与龈缘平齐并与根面密合，严密覆盖整个根面，根面顶盖部分厚0.5mm。取下蜡型，包埋、铸造，试戴后高度抛光，常规水门汀粘固于基牙牙根上（图8-3）。适用于对龋病易感，或牙颈部龋坏、牙折达龈下者，可制作短顶盖修复缺损并使顶盖面升高至龈上；也适用于为加强覆盖式全口义齿的固位，需增加附着体等病例。

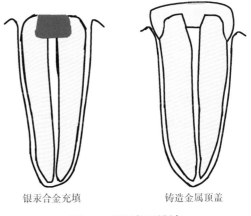

银汞合金充填　　　　　　铸造金属顶盖

图8-3 不同根面设计

3）在金属顶盖上加附着体：在某些特殊情况下，可在覆盖基牙上加附着体，如牙槽嵴严重吸收、义齿固位困难者，或因基托引起恶心或影响发音需减小或去除基托者。

四、覆盖式全口义齿的类型

覆盖式全口义齿有常规型和附着体型两种类型。

（一）常规覆盖式全口义齿

常规覆盖式全口义齿指在经过完善治疗的余留牙或牙根上制作的全口义齿，不设任何其他装置。常规覆盖式全口义齿根据使用时限分为终覆盖式全口义齿、即刻覆盖式全口义齿和过渡性覆盖式全口义齿。

（二）附着体覆盖式全口义齿

附着体覆盖式全口义齿指在天然牙的牙根上放置有附着体固位装置的覆盖式全口义齿。附着体固位形式有机械固位附着体和磁性固位附着体两种。

1.制作附着体需要注意的问题

（1）附着体突出于口腔中，患者感觉不适，也在一定程度上影响美观。

（2）基托局部因增加了附件而变薄，易折。

（3）自洁困难，易产生牙菌斑。

（4）制作工艺复杂，费用高。

2. 附着体的类型　有根上附着体、根内附着体、杆卡式附着体和磁性附着体四种。前三种为机械固位附着体。一般为预成品。

（1）根上附着体　由阴型和阳型两部分组成，状如子母扣式的栓钉类型附着体。

1）Dalbo附着体：是常用的一种根上附着体。阳型部分为球形，焊接于基牙金属顶盖上；阴型部分呈圆筒状，固定于基托的组织面。戴入义齿时阴型就位于阳型上，在不承受𬌗力的情况下，两者之间留有1mm间隙，其作用是允许咀嚼时基托可有少许垂直向移动，以减轻基牙负荷。当承受𬌗力时，间隙消失，阴型与阳型接触，使力均匀地分布在基牙与牙槽嵴上。该附着体形态多样，临床上有弹性关节型、肩台型和迷你铰链型三种。此附着体的应用几乎不受基牙大小的影响。但由于阳型部分突出于基牙牙冠之外，因此会受到牙槽嵴高度与宽度的制约。

2）Kürer附着体：由螺旋根桩、金属短顶盖和阴型组成。螺旋根桩穿过短顶盖拧入根管内，阴型嵌入义齿基托组织面。该附着体所占垂直间隙小于Dalbo附着体。适用于颌间距离较小者。

3）Rothermann附着体：为按扣式附着体。阳型部分呈球形或柱形，可直接粘固于已预备好的根面上，也可通过焊接方式与钉帽连接。阴型部分为固定在义齿基托组织面的类似于C形环或夹的帽状结构。此附着体总垂直高度仅为1.7mm，适用于颌间距离更小、Kürer附着体亦无法排列人工牙时。

（2）根内附着体　与根上附着体相反，阴型部分在基牙根管内，阳型部分则置于义齿基托组织面内。临床上最常使用的为Zest附着体。阳型在基托组织面，由尼龙制成，呈圆柱形，顶端呈球形，有一定弹性。阴型为一套管式，粘固于预先制备好的根管内。该附着体不足之处在于其阴型部分开口于口腔，不易清洁；同时，根面牙本质暴露在外，易龋坏。

（3）杆卡式附着体　指用越过无牙区的金属杆将两端基牙上的金属顶盖连接在一起的附着体。由杆和卡两部分组成，杆将多个牙根连接在一起，通常安装在牙根的顶盖上，可将成品金属杆焊接在顶盖上，也可与顶盖一起铸造而成。卡是由金属或尼龙制成，设置于基托的组织面，由固定翼和弹性翼组成，固定翼在义齿基托内，弹性翼与金属杆通过卡抱作用产生固位力。采用杆卡式附着体进行修复，降低了基牙的牙冠高度，增大了冠根比，从而减小了基牙的侧向受力；同时金属杆可起到夹板的作用，稳定基牙。因此可为修复体提供良好的固位和稳定作用。杆卡式修复体要注意口腔卫生清洁，特别是金属杆与牙槽嵴顶之间的间隙和基牙周围，若长期清洁不良，会造成软组织的炎性增生。

（4）磁性附着体　是利用磁性材料间的磁力将义齿吸附到基牙上，使义齿获得固位和稳定的一种装置。磁性附着体由固位体和衔铁组成，嵌入义齿内的为固位体，即永磁体；固定于牙根内的为衔铁（图8-4）。

磁性附着体覆盖式全口义齿的特点：①可有效利用口内余留牙作为基牙，减小对基牙的侧向力和扭力，因此义齿固位力强。②对义齿的就位道要求低，摘戴方便。③体积小巧，可满足患者的美观和功能要求。④能合理地调节患者口腔内的应力分布，提高义齿的咀嚼效率。

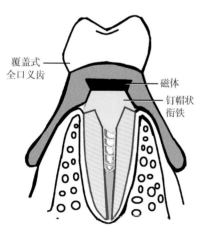

覆盖式全口义齿　　磁体　钉帽状衔铁

图8-4　磁性附着体

五、附着体覆盖式全口义齿的制作

（一）方法及步骤

1. 准备　口腔检查、拟定治疗计划，设计修复体。
2. 选择附着体　临床上根据基牙情况及医生设计选择附着体类型。根面附着体在覆盖式全口义齿中一般设计2个。
3. 基牙制备　若需安放根上附着体，则将附着体根面上的阳型部分焊接于金属短顶盖上；若安放根内附着体，也应将阴型先固定于根内。
4. 制作全口义齿　常规取印模、灌注模型，制作全口义齿，初戴全口义齿。
5. 安放附着体　初戴调试完毕后，再安放附着体于义齿基托组织面内。

（1）制备义齿基托组织面。在覆盖基牙所对应的义齿基托组织面处，磨除部分基托树脂至能充分容纳附着体。

（2）将附着体阴型（或阳型）套合在基牙的阳型（或阴型）上，调拌自凝树脂置入制备的基托窝洞内，立即将义齿戴入口内就位，待自凝树脂固化后，取下义齿，则附着体的阴型（或阳型）即固定在义齿组织面与覆盖基牙对应部位，最后修整完成修复。

（二）制作时的注意事项

1. 按义齿承托区黏膜的厚度和致密度，在基托组织面与覆盖基牙间应留有1mm左右的缓冲间隙。缓冲方法是在固定基托内附着体前，先于阴、阳型之间放一厚约1mm的衬垫物，待基托内附着体固定后，再取出衬垫物。
2. 若前牙牙弓区基牙存在明显组织倒凹区时，加强义齿强度设计，唇侧不放置基托。
3. 短冠基牙采用银汞合金充填根管口或采用金属顶盖覆盖根面根管口上端3～4mm。
4. 选用栓钉固位系统或杆卡式附着体，基牙根管制备同桩冠的做法。

六、覆盖式全口义齿的戴入

（一）方法

覆盖式全口义齿的戴入方法与常规全口义齿相同。但要特别注意避免早接触，若有早接触，一定要完全磨除。义齿在非咬合状态时，基托与基牙不发生接触。

（二）义齿戴入后的注意事项

1. 防止牙周炎或龋病。覆盖式全口义齿初戴后，要加强口腔卫生宣教，经常按摩牙龈，夜间取下义齿。
2. 龋病敏感的患者，尤其应采取有效的防龋措施。
3. 定期复查，患者每隔3～6个月复诊一次，以便早期发现问题，早期处理。

第2节　全颌种植义齿

种植义齿是指在口腔缺牙区的牙槽骨内植入种植体（人工牙根），待种植体成活后，再在其上端制作修复体，从而完成义齿的修复。种植义齿由牙种植体和其所支持的上部结构组成。人工牙种植体植入缺牙区颌骨内或骨膜下，对上部结构起支持和固位作用；上部结构可起到恢复组织形态和功能的作用。全颌种植义齿是在无牙颌的上颌或下颌的几个位置植入牙种植体，其上再制作义齿的修复体。按照固定方式分为全颌固定式种植义齿和全颌覆盖式种植义齿。

全颌固定式种植义齿是借助粘固剂或固定螺丝将上部结构固定于基台上的全颌种植义齿。该义齿戴入后，患者不能自行取戴。全颌覆盖式种植义齿是依靠种植体基台、牙槽嵴和黏膜共同支持的可自行取戴的全颌种植义齿。其手术范围小，时间短，危险性小，组织受破坏少，价廉。本节主要介绍此种修复体。

一、组成和结构

全颌覆盖式种植义齿由牙种植体和上部结构组成。

（一）牙种植体的组成及辅助构件

种植义齿的基本组成有种植体、基台和上部结构。以二段式种植体为例，其构件有种植体、基台、愈合帽、牙龈成形器、中央螺丝（图8-5）。

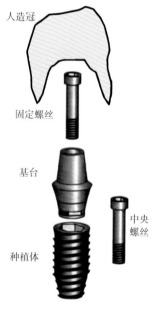

人造冠

固定螺丝

基台

中央螺丝

种植体

图8-5 种植体结构

1. 种植体 系植入骨组织内替代天然牙根的部分，具有支持、传导力的作用。种植体材料主要以具有良好生物相容性的金属钛为主。

2. 基台 是种植体上方穿过牙龈暴露于口腔中的结构。通过基台下端的内连接或外连接抗旋转结构与种植体上端依靠中央螺丝固定连接。

（1）与上部结构连接部分 该部分一般呈实体圆柱状，供螺丝穿过的空心圆柱状或顶端为球形。上部结构通过螺丝和粘接剂固位等方式与其连接。

（2）与种植体连接部分 绝大多数种植体通过基台下端的内或外六面体抗旋转结构与种植体上端结构相连。

3. 愈合帽 又称覆盖螺丝或愈合螺丝，是封闭种植体上方预留衔接基台的孔。愈合帽在第一次手术时旋入种植体，在第二次手术中拆除。

4. 牙龈成形器 亦称黏膜周围扩展器。主要安装在种植体上缘，以保证种植体周围龈组织愈合，然后再换成基台进行上部结构修复。

5. 中央螺丝 又称中心螺丝或中央螺杆，是连接种植体与基台的杆形螺丝，贯穿基台，与种植体连接为一体，起着固定作用。

（二）上部结构与辅助构件

1. 全颌覆盖式种植义齿上部结构 包括人造冠、金属支架、人工牙、基托、固定螺丝及附着体等。

2. 全颌覆盖式种植义齿辅助构件

（1）转移杆 又称印模帽、取模桩，用途是将种植基台在颌骨内的位置从口内转移到模型上。

（2）基台代型 又称基台复制器，用途是配合转移杆，通过印模将黏膜上显露的基台形态和位置转移到工作模型上。

二、上部结构与基桩的连接方式

全颌覆盖式种植义齿与基台的连接方式主要有栓道式连接、杆卡式连接、套筒冠式连接、球形连接、磁性连接等。

（一）栓道式连接

1. 基台上设计栓体，在金属支架上或连接杆上设计栓道。

2. 在基台或天然牙上的固位体设计栓道，在上部结构上设计栓体。栓道式连接美观，固位体隐蔽；基牙可由全冠保护，不易龋坏；义齿摘戴过程中对基牙无损伤（图8-6）。

（二）杆卡式连接

与常规固定活动联合义齿的杆卡结构相同，通过水平杆与固定于义齿基托内的卡产生卡抱固位的曲槽套筒。杆卡式连接具有广泛的适应证和良好的固位效果。

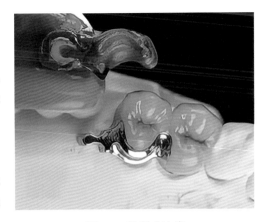

图8-6 栓道式连接

（三）套筒冠式连接

内冠粘接于基台上，外冠固定于上部结构的相应组织面内。套筒冠覆盖义齿结合固定义齿和可摘活动义齿的优点，利用内冠与外冠之间的嵌合作用使义齿更加稳定，同时可以最大限度地保存余留牙，从而减缓牙槽骨的吸收。套筒冠式覆盖义齿将多个基牙连成整体，起到了牙周夹板的作用，有利于基牙牙周组织的健康（图8-7）。

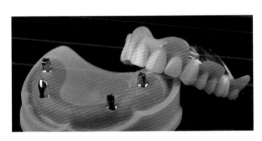

图8-7 套筒冠式连接

（四）球形连接

阳型部分呈球形，位于基台顶部。阴型部分呈圆筒状，位于基托组织面。球形连接对扭矩具有更好的承受能力（图8-8）。

（五）磁性连接

衔铁置于基台顶端或者在连接杆上，永磁体埋入基托组织面的相应部位（图8-9）。对于牙槽骨严重吸收的无牙颌患者修复效果好。

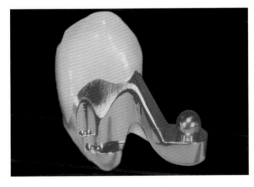

图8-8 球形连接

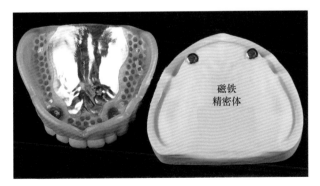

磁铁精密体

图8-9 磁性连接

三、修复体的设计原则

（一）正确恢复牙的形态和功能

1. 修复体 应恢复轴面的突度，维持与邻牙的接触关系，具有适当的外展隙、邻间隙及良好的咬合关系，可有效地分散种植体所受到的𬌗力，消除侧向力。

2. 牙种植体植入位置　在建立稳定协调的咬合关系下，其加载的𬌗力方向应尽量接近于种植体的长轴。

3. 设计原理　应按照单颌全口义齿的原则设计咬合。

（二）良好的固位、支持和稳定作用

1. 良好的固位力　种植义齿的固位力与基台的聚合度、基台的龈高度、基台与固位体的密合度、金属支架的固位方式、螺丝的紧固度及数量等密切相关。

2. 种植义齿的支持力　种植体与周围骨组织的骨结合程度直接影响到种植义齿的支持力。骨结合率越高，种植体周围的骨支持力越大，在正常情况下宜选择粗大的种植体植入。

3. 种植体的数目　通常情况下，种植体数目越多，固位力越强。

4. 种植基牙的分布　一般来说，覆盖式全口种植义齿总共需植入4～8个种植体，分散形成三角形或四边形，稳定性最佳。

（三）有益于口腔组织健康

1. 软组织的健康　种植体周围龈沟深度应小于3mm，便于自洁和清洁。

2. 骨组织的健康　在设计种植义齿时，多个基台间要形成共同就位道，以免周围骨组织因侧向力和扭力的产生而遭到破坏。

（四）坚固耐用

种植义齿应选择有较高机械强度的修复材料，以保证种植义齿能够长期留存，正常行使功能。

（五）良好的美学

正确选择种植体、植入深度及位置，对软、硬组织进行功能和美学的整复处理，达到和谐、美观的外形。

（六）上部结构的力学设计

1. 种植体的𬌗力传导方向　种植体在上部结构设计时应尽量避免种植体中非长轴方向的力。可考虑减小人工牙牙尖斜度，以此减轻侧向力。

2. 人工牙的选择和排列　人工前牙应与种植体基台贴近，水平距离短；人工后牙的中央窝应位于基台正上方，尽量减少种植体承受的侧向力和扭力。

3. 附着体的位置　要求在使用多个种植体时，附着体的阳型部分应彼此平行，以保证种植义齿有共同就位道。阳型和阴型部分在套叠后接触均匀，以避免产生应力集中。

4. 基托设计　最好用铸造金属加强，以提供足够的稳定性。可设计为简单钴铬合金网，或者设计为个性化的金属板。

四、全颌覆盖式种植义齿的制作

种植体二期手术后复诊，切口愈合良好，周围黏膜无明显炎症，即可进行义齿的制作。目前在全颌覆盖式种植义齿修复中以杆卡式附着体应用最多，所以，在此主要介绍以杆卡式附着体为固位体的全颌覆盖式种植义齿的制作。

（一）制取印模和模型

1. 制取印模

（1）制取初印模 用成品托盘注入藻酸盐印模材料制取初印模，灌注石膏模型。

（2）制作个别托盘 在初模型上利用自凝树脂制作个别托盘。在与种植基牙相对应部位的托盘底部开窗，以便于拆卸基台。

（3）戴入转移杆 卸下基台顶部的愈合帽，在基台上方安装相应直径的基台转移体，并用转移杆拧紧固定（图8-10）。

（4）试戴个别托盘 将个别托盘置入口内试戴，确定转移杆能从开窗处穿出且不影响唇、颊、舌的运动。

（5）取终印模 先用硅橡胶注射器将硅橡胶注射到转移体周围，覆盖所有转移体及转移杆（图8-11），然后将盛有硅橡胶印模材料的托盘在口腔内就位，待4～5分钟印模材料变硬后，从开孔处拧松转移杆固定螺丝，将带有转移杆的印模从口腔内取出（图8-12）。

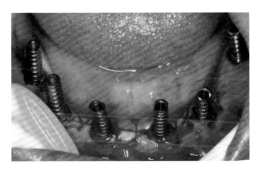

图8-10 转移杆与基台连接固定

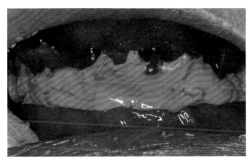

图8-11 硅橡胶覆盖所有转移体与转移杆

2. 灌注终模型 将基台代型（替代体）用固定螺丝固定在转移杆上，灌注超硬石膏模型。待石膏硬固，松解转移杆内的固定螺丝，取出托盘，完成模型灌注（图8-13）。

（二）制作𬌗托与颌位关系记录

1. 制作𬌗托 在工作模型的基台代型上固定接圈，用蜡填塞基台代型和接圈唇、颊侧颈部，模型表面涂分离剂，均匀铺上自凝树脂，在自凝塑料暂基托上制作间断性蜡堤。

2. 颌位关系记录 将塑料基托放入口内试戴合适后，按常规方法记录颌位关系和上可调节𬌗架。

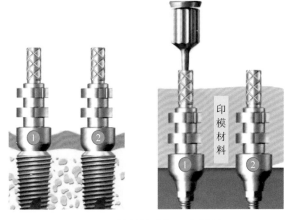

图8-12 拧松转移杆固定螺丝

数字标识为愈合基台

（三）上部结构的制作

1. 排牙遵循全口义齿的排牙原则 𬌗平面均分颌间间隙；尖窝交错关系明确；牙齿排列与颌弓方向一致，并尽可能位于种植体正上方，前牙可稍位于种植体唇侧，但应尽可能减小与种植体的间距；𬌗曲线的最低点应位于咀嚼稳定区（第二前磨牙及第一磨牙）；在牙尖交错位时，后牙区必须达到双侧平衡；上下颌之间形成1.0mm的覆𬌗及覆盖。

2. 基托 上颌主要设计为无腭顶盖基托，唇、颊侧基托无须延伸到黏膜转折处。下颌后端需伸展到磨牙后垫处，颊侧需达黏膜转折处。

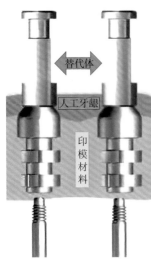

图 8-13 基台替代体与转移
杆连接

3. 蜡型 试戴及树脂部分的完成方法同普通全口义齿。

4. 连接杆的制作

（1）选择并固定预成杆

1）在工作模型上将基台与修复帽连接起来，修改修复帽至合适高度，给人工牙和塑料基托留出 2mm 以上的空间。根据种植体的数目和部位选择预成杆，按照种植体之间的距离将预成杆切割成合适的长度，用蜡将预成杆与修复帽连成一体（图 8-14）。

2）杆的位置遵循以下原则。①垂直关系：杆与牙槽嵴顶黏膜间的距离约为 2mm。②前后关系：杆尽可能位于牙槽嵴顶正上方。③水平关系：杆与两侧颞下颌关节铰链轴平行。

（2）完成连接杆的制作 在模型上先将修复帽固定在种植基台上，完成杆的蜡型后，安插铸道，通过包埋、铸造，最后完成杆卡式附着体的制作（图 8-15）。

（3）连接杆的试戴与固定 先在模型上试戴合适后，再到患者口内进行试戴，检查是否达到被动就位、精密吻合（图 8-16）。磨光后将其固定于口腔内种植基台上。

5. 固定附着体阴型部分

（1）在石膏模型上完成阴型的固定 在带基台的模型上，制作金属杆卡式支架，将附着体阴型就位于阳型上，并将支架固定于口腔内的种植体上，常规进行全口义齿的制作，义齿完成后，附着体阴型同时被固定于基托组织面（图 8-17）。

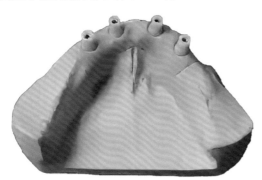

图 8-14 连接基台与修复帽

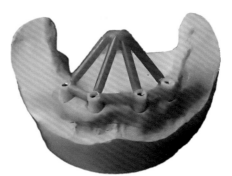

图 8-15 制作杆蜡型

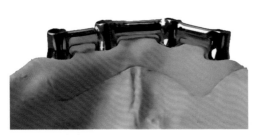

图 8-16 模型上试戴金属杆

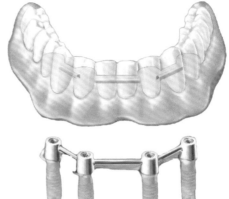

图 8-17 阴型固定

（2）在患者口腔内完成阴型的固定 首先，在完成的义齿组织面相应部位磨出能容纳附着体的位置，也可预先用占位性结构预留出空间，常规完成全口义齿制作后，将附着体阴型部分套在阳型上。调拌自凝树脂置于已预备好的基托组织面倒凹区中，立即将义齿放回口内就位，让患者轻咬合。待自凝树脂凝固后，取下义齿，阴型被固定在义齿组织面相应部位，适当修整去除多余的树脂。

第3节 CAD/CAM 全口义齿

一、CAD/CAM的概念及发展简史

计算机辅助设计（computer aided design，CAD）和计算机辅助制造（computer aided manufacture，CAM），即CAD/CAM，是将数学、光学、电子学、计算机图像识别与处理、数控机械加工技术结合起来，用于制作如嵌体、贴面、全冠等口腔修复体的一门新兴的口腔修复技术。

20世纪70年代CAD/CAM技术被广泛用于汽车制造业和航天航空领域。1983年法国Duret教授研制的第一台牙科CAD/CAM系统样机问世，标志着CAD/CAM技术正式进入口腔医学领域。20世纪90年代后，随着现代光电子技术、计算机图像分析处理技术等进一步发展，越来越多的牙科CAD/CAM系统问世，大大促进了CAD/CAM技术的进步及其在口腔医学中的应用。目前，已有10余种CAD/CAM系统问世，如Duret系统（法国），Minnesota、Cercon、Lava系统（美国），Cicero系统（荷兰），Celay系统（瑞士），Procera系统（瑞典），Roland DG系统（日本），Dens、Everest系统（德国）等。CAD/CAM系统使口腔修复学跨入了现代高科技领域。

二、CAD/CAM系统的组成

口腔CAD/CAM系统通常由数据采集、计算机辅助设计、计算机辅助制造三部分子系统组成。

（一）数据采集

数据采集亦称牙颌三维形状测量及计算机图像化。通过光学测量法和接触式测量法从口腔内直接摄取三维信息，获得信息的计算机随即对其进行图像处理，继而产生三维"视频模型"，相当于传统方法中的印模制取和模型制备。

（二）计算机辅助设计

计算机辅助设计（CAD）是指通过人与机对话、按动键盘和鼠标等操作方式，在"视频模型"上完成修复体的"计算机蜡型"。在设计前，需预装全口义齿专家系统。该系统是根据口腔修复教科书的有关知识点以及众多专家的临床经验，产生各种口腔牙列缺失类型及其相应的设计方案。能最大限度地模拟牙科高级修复专家的临床检查、诊断，并提供修复前治疗计划和最终科学的全口义齿修复方案。

（三）计算机辅助制造

计算机辅助制造（CAM）是将"计算机蜡型"转换成修复体，依靠小型精密数控铣床或激光成形机，采取铣削（减材）或堆砌（增材）等加工方式，替代包埋、铸造或装盒、充填、热处理等工序。"机械手"可用于自动排牙，全口义齿可像堆蛋糕一样，边堆砌边分层固化光敏复合树脂，最终完成全口义齿的制作。

三、全口义齿CAD/CAM系统

目前，我国全口义齿CAD/CAM系统已经进入临床应用，处于不断完善的阶段。从目前的技术发展情况看，个别托盘制作、诊断性义齿、排牙及终义齿蜡型已经实现数字化设计和制作，与传统全口义齿制作流程比较更加精准，临床实践效果比较理想，但是对于医技协作的水平要求更高。

（一）无牙颌光学印模的制取

无牙颌光学印模是用个别托盘制取无牙颌的硅橡胶印模，在口内利用托盘确定垂直距离和水平关系，将上、下颌托盘连接固定，然后将有颌位关系记录的二次印模托盘置于三维激光扫描仪上，获取上、下颌无牙颌的二次光学印模。

（二）全口义齿人工牙排列和边界设定

在计算机工作站上，调用预成专家系统数据库中的相关资料，设计人工牙和其抛光面，并使之和全口义齿的印模面匹配，根据有限元分析的结果调𬌗，使牙槽嵴支持组织承担适当的压力分布。

（三）立体光刻制紫外光固化复合树脂全口义齿

全口义齿的组织面和咬合面（抛光面）分别由树脂成形，呈上、下两片，用具有牙齿颜色的丙烯酸复合树脂充填全口义齿的抛光面底面凹陷部分，最后，将组织面部分和抛光面部分按参考点连接，基托经自凝树脂着色后即用立体光刻制，紫外光固化成全口义齿。

自 测 题

1. 关于覆盖式全口义齿基牙的选择，错误的是（　　）
   A. 牙周组织无明显炎症，无出血、无溢脓
   B. 基牙无牙周袋或牙周袋较浅，有正常龈附着
   C. 牙松动度小于 Ⅱ 度，至少有1/2的骨组织支持
   D. 基牙有较深牙周袋，无正常龈附着
   E. 对于双根或多根牙，可作半切除术或截根术

2. 以下关于覆盖式全口义齿的长冠基牙制备，不包括（　　）
   A. 长冠基牙制备分为有金属顶盖基牙制备和无金属顶盖基牙制备
   B. 长冠基牙是指龈缘上保留有3～8mm的基牙
   C. 无金属顶盖基牙的牙冠在龈上3～5mm，小于根长的1/2
   D. 在长冠基牙上制作的金属顶盖称为长冠顶盖，呈圆柱状
   E. 制备有金属顶盖基牙时，基牙轴面的龈𬌗向聚合度较全冠大

3. 关于短冠基牙制备，正确的是（　　）
   A. 短冠基牙指截断牙冠的位置在龈上5mm以内
   B. 根面制成光滑圆锥形
   C. 用倒锥钻或球钻磨除根管口充填物3～4mm
   D. 根面、唇颊面制备时应少磨除
   E. 以上都不正确

4. 用越过无牙区的金属杆将两端基牙上的金属顶盖连接在一起的附着体是指（　　）
   A. Dalbo附着体　　　　B. Rothermann附着体
   C. 磁性附着体　　　　D. 根内附着体
   E. 杆卡式附着体

5. 下列哪项不属于种植义齿的组成构件（　　）
   A. 种植体　　　　B. 基台
   C. 人工牙　　　　D. 愈合帽
   E. 中央螺丝

6. 在基台或上部结构上设计栓体，在金属支架或连接杆上设计栓道，指的是下列哪种连接方式（　　）
   A. 栓道式连接　　　　B. 杆卡式连接
   C. 球形连接　　　　D. 套筒式连接
   E. 磁性连接

7. 下列选项中不属于覆盖式全口义齿修复优点的是（　　）
   A. 减缓牙槽嵴吸收
   B. 保护基牙
   C. 义齿易于修理和调整
   D. 美观
   E. 减轻患者痛苦

8. 基托设计的具体要求不包括（　　）

A. 不会引起牙菌斑聚集

B. 对边缘龈无机械损伤

C. 影响唇、颊、舌的正常生理运动

D. 不影响美观与发音

E. 有利于保持良好的口腔卫生

9. 下列选项中不属于全颌种植义齿上部结构组成部分的是

（　　　）

A. 连接体　　　　　　　B. 支架

C. 固定螺丝　　　　　　D. 附着体

E. 人工牙基托

（辛金红　何　冰　冯梓峻）

主要参考文献

杜士民，黄呈森，2014. 全口义齿工艺技术. 北京：科学出版社.

蒋菁，赵军，2018. 全口义齿工艺技术. 4版. 北京：人民卫生出版社.

权田悦通，杉上圭三，2002. 全口义齿学. 赵军，张宁宁译. 上海：上海教育出版社.

于海洋，2019. 口腔修复工. 北京：人民卫生出版社.

岳莉，2017. 口腔修复工艺学实验教程. 成都：四川大学出版社.

赵创，2017. 全口义齿工艺技术. 北京：人民卫生出版社.

赵铱民，2020. 口腔修复学. 8版. 北京：人民卫生出版社.

左艳萍，杜礼安，2021. 口腔正畸学. 4版. 北京：人民卫生出版社.

自测题参考答案

第1章

1. D 2. D 3. D 4. C 5. D

第2章

1. A 2. C 3. D 4. D 5. D 6. B 7. D 8. D 9. C 10. C 11. B 12. C 13. C 14. B 15. C
16. D 17. B 18. D 19. E 20. D 21. C 22. B

第3章

1. E 2. B 3. C 4. E 5. B 6. C 7. E 8. D 9. E 10. B

第4章

1. B 2. C 3. D 4. C 5. D 6. B 7. D 8. D 9. D 10. A 11. A 12. D 13. A 14. B 15. E
16. A 17. D 18. C 19. A 20. C 21. C 22. A

第5章

1. A 2. C 3. B 4. D 5. D 6. B 7. E 8. E 9. B 10. E 11. D 12. C 13. A 14. D 15. E
16. D 17. B 18. C 19. A 20. C

第6章

1. A 2. C 3. A

第7章

1. D 2. B 3. E

第8章

1. D 2. D 3. C 4. E 5. C 6. A 7. D 8. C 9. A